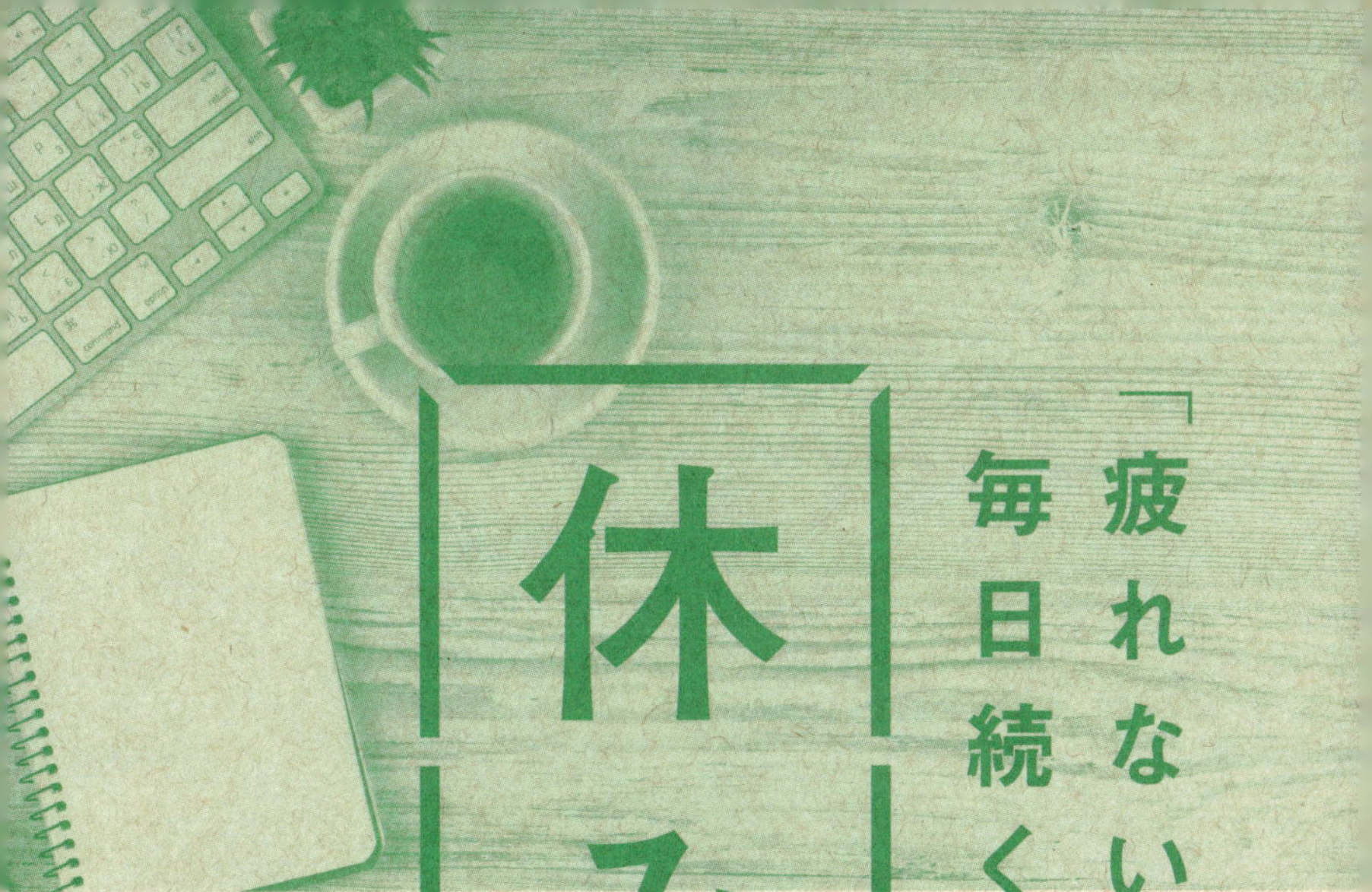

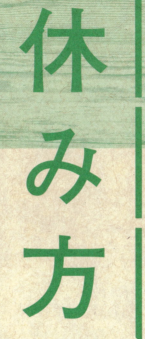

「疲れない」が
毎日続く！

休み方マネジメント

作業療法士
菅原洋平

河出書房新社

はじめに

「働き方改革」が推進されて、前よりも自分の仕事や人生が良くなった、と感じていますか？

「かえって気をつけなければならないことが増えている」

「もっと働きたいのに制限されている」

「忙しくて自分の仕事をする時間がない」

もしそんなふうに感じていたら、それらの解決に、本書が役立つと思います。


私は2012年から、企業に出向き研修や相談を通して、働く人たちが自分のやりたいことにしっかり力が発揮できるように、医学的な側面からサポートする事業を行っています。

そんな私の職業は、「作業療法士」というリハビリテーションの専門職です。「リハビリ」というと、病院で患者さんと歩く練習をする仕事をイメージする人が多いと思います。

なぜ、企業の働き方改革に関わる事業をしているのか。そのいきさつを少しお話しさせてください。

リハビリテーションとは、習慣（habit）を再びつくり直す（re）ことです。

私たちの脳は、とても燃費の悪い内臓で、たくさんのエネルギーを消費します。そこで、昨日までと同じように行動して、新しい行動を企画しなくても済む戦略をとっています。これが私たちの習慣の正体です。**脳は、私たちが望ましいと思う行動でもやめたいと思う行動でもお構いなしに習慣化します。**

つまり、脳が勝手につくっていく習慣を、その人が本当に望む習慣につくり変えることがリハビリテーションで、そのお手伝いをするのが、リハビリテーションの専門職です。

私の職業である作業療法士（Occupational therapist）は、そんなリハビリテーションの専門職の1つです。Occupation はあまりなじみのない言葉ですが、職業、業務、余暇や楽しみ、日常生活の時間の費やし方、気晴らしの活動、といった意味です。その人が、やりたいと思うことを思い通りにできるように望ましい行動を脳に習慣化させて、行動や思考を変えていくのが私たちの仕事です。

日本では作業療法士はほとんどの場合、医療や福祉の機関で勤務していますが、この一風変わった職業概念が、企業で働く人の「自分にとって本当に大事な仕事をしたい」という求めに合致して、私はいまの活動をしています。

本書を読み進めていただきながら、「変わった視点だな」と思うことがあるかもしれませんが、このような背景があるのだと、ご理解ください。

これまで私は、さまざまな職場に出向き、さまざまな社員の方々の相談を解決してきました。そこからわかってきたことを、本書で紹介したいと思います。

働き方と同時に休み方をマネジメントする

多くの企業で見られるのは、働き方改革としてある活動が導入されたものの、社員の方々がその本来の意味を知ることなく、ただ「やること」や「やってはいけないこと」が増えて疲れている様子です。

「最近、帰宅が早いんですよ。うちの会社、働き方改革をやっているので。家にいると居場所がないんで息苦しいんですよね。休日が増えるのも、家を出るためにやることを考えていなければならないので、そんなにラクじゃないですよ」

「時短勤務ですけど作業量は変わらないので、出勤した時点からキツキツな感じです。常に時間がないって感じなんですけど、なんか、自分の脳が関係ないところに接続されちゃうみたいなんですよね。時間がないのに別のことを考えてしまうことも多くて。あー、今日も何もできなかったーみたいな気分で罪悪感ばっかりです」

「フレックスタイム制になったら、この時間までに起きなければ遅刻！という切迫感がないので、なんとなく起きる時間が遅くなって。そうすると帰宅時間が遅くなり、眠るのも仕事の緊張が抜けないままのようなので、朝、頭が重いのは前よりもひどいと思います」

「うちの会社、フリーアドレスなんですよね。自分の決まった席がないって微妙で。出勤のときに1本遅い電車に乗って会社に来ると、結構もう座っている人たちがいるので、そこから席を選ぶのが面倒っていうか。余計に気を使いますよね。それが嫌であえて早く出勤するようにしているんですけど、朝がバタバタで。やばい、遅れたらまた席選びだーと追われているみたいですよ」

「先週からテレワークになって自宅で仕事をしているんですけど、家のことをやりながら作業するせいか、かえって忙しいんですよね。早く寝ようとは思っているんですが、結局家にいると、自分の作業に集中できるのは家族が寝た後の夜中の時間しかなくて、寝不足が続いています」

このように、社内である取り組みが始まれば、脳は新たな行動を企画したり選択し直したりしなければなりません。**脳にとっては「タスク」が増えているのです。**

柔軟な働き方が取り入れられると、当事者には、**自分で働き方と休み方を同時にマネジメントする技術**が求められます。この技術の向上が抜け落ちてしまうと、ただ取り組みに振り回されて疲れてしまいます。

働きながら休息できる習慣をつくること。これが本書の狙いです。

それには、科学的な技術があります。

脳にとって休息とは、「何もしない」ことではありません。情報をまとめて次の行動を生み出す。不要な情報を消去して空き容量をつくる。このような未来の自分に対する準備が休息です。

脳の働きを中心に行動を組み立てれば、表裏一体である働くことと休むことを切り離さず扱うことができます。


本書の構成は次のとおりです。

第1章では、いま、働く現場で起きているさまざまなエピソードを題材に、働き方、休み方を変えるためのポイントを挙げています。

そのうえで働きながら休息できる、より良いライフスタイルをつくるための具体的な方法を紹介しています。

働き方、休み方を変えるために、第2章は時間の使い方、第3章は仕事のやり方、第4

章と第5章は仕事の環境の整え方について説明しています。

順番に読み進めていただくと、なぜその方法が良いのか、その仕組みを理解していただけると思います。

第6章では、私たちが毎日行う睡眠を、より良く働くための休息法として捉え直します。そして第7章で、新しい方法を継続するためのポイントをまとめているので、働きながら休息できる習慣をぜひつくってください。

自分の脳や体っておもしろい！と興味を持っていただければ、きっと自然に**「休み方マネジメント」**を身につけていけるはずです。

作業療法士　菅原洋平

CONTENTS

第2章

仕事は脳が活発な時間帯に集中して取り組む

第3章

脳を疲れさせずに生産性を上げる仕事のコツ

第4章

仕事の質は脳が働きやすい環境で決まる

第6章

睡眠は脳の疲れを回復させる最強のツール

第1章

働き方改革で「休み方」が重要になってきた!

働く現場で起きていることと、働く人が疲れてしまう要因

生活習慣を変えるのがむずかしいように、いままで培われた働き方をすぐに変えることもむずかしいものです。

「働き方改革」という言葉が宙に浮いて、やるべきだ！という精神論だけでは、実際の行動は変わりません。

「働き方を変えるのが大事っていうのはわかっているけどね、もうこれは性格だから変えられないいんだよね」

と、ここで終わってしまっているのが実情です。

まずは、働く人たちの実際の声から、働き方をうまく変えられない理由を考えていきましょう。

仕事量は変わらないのに残業ができず、負担が増えているAさん

「水曜日がノー残業デーなんですけど、うちが残業しないと言っても、クライアントからの要求は来ているので、木曜日の朝が忙しくなります。もっと仕事をしたいと思っているので、制限されている感じで正直不満もあります。クライアントからの要求への対応が遅れるので、自分のやるべきことがかえってできなくなっている気がするんですよね」

電機メーカーに勤務するAさんは、ノー残業デーが始まってから、自分のペースで仕事をするのがむずかしくなった、と感じているようです。

残業が減れば、社員としては負担が減るはずなのですが、仕事のペースが崩れることで、常に仕事に追われるようになってしまう。

こんなことが起こっているようです。

●うまくいかない理由は？

残業を減らすことを、単純に作業時間を減らす、と考えてしまうと、少しの空き時間もなく仕事を詰め込まなければならないので、かえって負担が増してしまう。そんなふうに感じている人が多いようです。

「効率化！　効率化！」と叫ばれることで、無駄な時間を削っていけば、仕事自体が息苦しいものになっていきます。

かといって、省けるはずの仕事が課せられている、二度三度同じことを行うような手順が組まれていてもともと非効率な働き方になっている、という実態もあり、もちろんこれは改善しなければなりません。

作業時間を減らすことと、無駄な仕事を減らすことは、同じことを目指しているはずなので、作業時間さえ制限すれば無駄な仕事をしなくなるだろう、と考えるのが、ノー残業デーの考え方です。

ところが、Aさんのように、仕事を自分のペースで行えなくなってしまう、という事態を引き起こしてしまうのは、無駄な仕事の定義が人それぞれで異なることに原因がありま

Ａさんの悩み

▶ノー残業デーで仕事のペースが崩れる

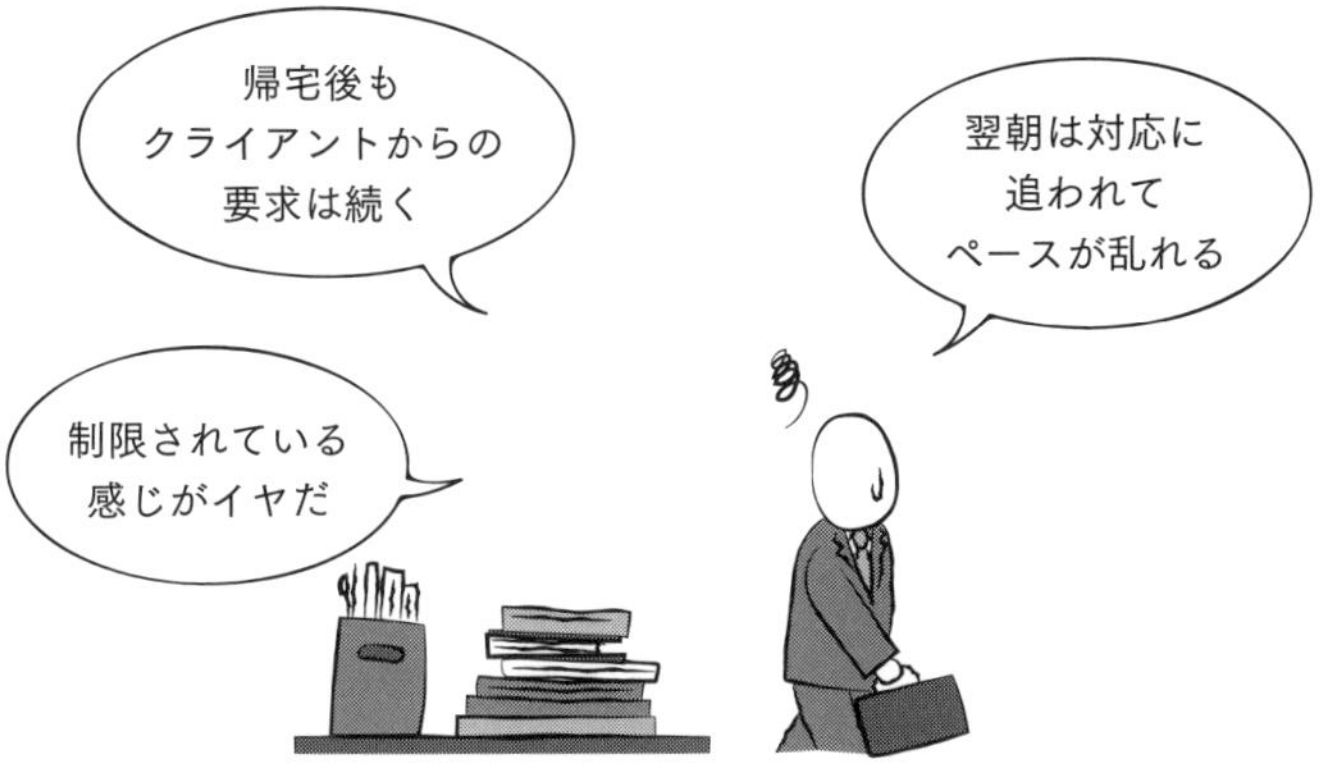
帰宅後も
クライアントからの
要求は続く
翌朝は対応に
追われて
ペースが乱れる
制限されている
感じがイヤだ

す。

作業時間は、誰にとっても同じなのでわかりやすい指標なのですが、その仕事が必要か無駄かは、人によって意見が異なります。

そこで、ノー残業デーをうまく活かすには、無駄な仕事にすべての人に共通する定義を設ける必要があります。

すべての人に共通するのは、脳という内臓の働きです。脳の働きを知り、**脳がより良く働ける作業は必要で、余計な負担がかかるのは無駄な作業、**としていくことで、残業がない働き方をセットし直すことができます。

休暇を取ったはずが、かえって生活のペースが乱れてしまうBさん

「休暇を取るように促されるんですけど、休むとかえって疲れるんですよね。1週間のペースがなんとなく決まっているので、休みを入れるとそのペースを変えなければならなくなって。自分が家にいると家族もそのタイミングに合わせてスケジュールを組み直したりするので、休み前は、どうやって休日を過ごすのか、何から始めてどんな段取りでやるのかを考えなければいけなくなります。極端な話、仕事中もこの休暇を取る日の段取りを考えています。休みをうまく使おうとするせいで、かえって休み後の出勤日にはどっと疲れがきます」

金融機関で働くBさんの言葉です。これも、ノー残業デーに似た事態です。

●うまくいかない理由は？

働き方改革により、２０１９年４月から年５日の有給休暇取得が義務化されています。

Bさんの悩み

▶休みを取ると生活のペースが崩れる

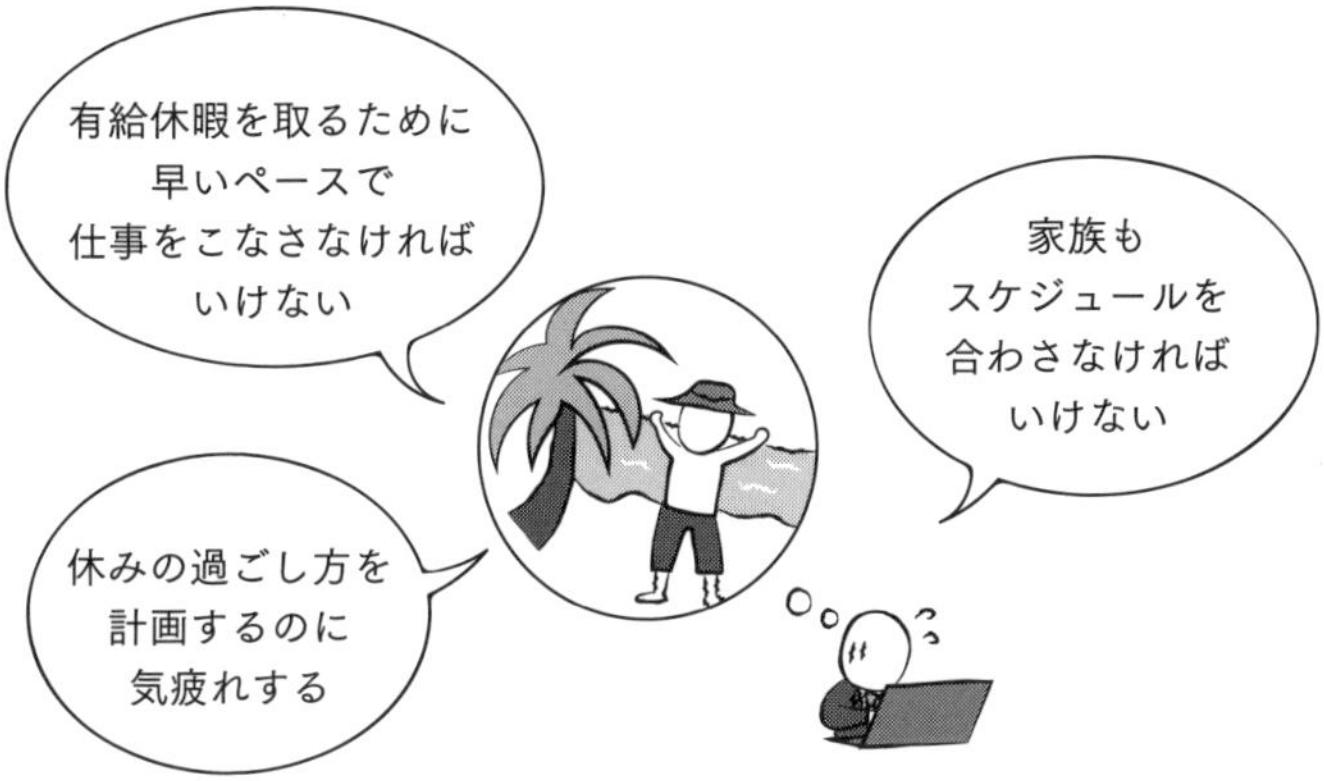
有給休暇を取るために
早いペースで
仕事をこなさなければ
いけない
家族も
スケジュールを
合わさなければ
いけない
休みの過ごし方を
計画するのに
気疲れする

有給休暇は、作業時間を減らし、仕事をしていない時間をつくることで負担を減らすことが目的ですが、**充実した休みを過ごすには、ただ出勤しないだけではなく、それなりの準備が必要です。**

　通常の休みとは異なり、有給休暇の場合は、何もせずに家でゴロゴロするという行動をとる人は少ないようです。せっかく休みを取るのだから、ということで、何かをしようとイベントを入れる心理によるものなのかもしれません。

「ワーク・ライフ・バランス」が叫ばれ、プライベートを充実させることが義務のように感じている人もいるようです。

　仕事をしていればある程度、自己実現

ができて充実感を得るという人にとっては、仕事というわかりやすい豊かさの尺度を奪われ、自分で何が豊かなのかを生み出さなければならないのは、結構酷な場合もあります。

そこで、**働くことと休むことを別にせず、「脳にとって良い活動」を基準にライフスタイルをつくってみましょう。**

フレックスになってから睡眠不足で朝起きられないCさん

勤務する時間帯を融通することができるフレックスタイム制。朝起きられなくても遅く出勤できる、帰宅を早くして子どもを保育園に迎えに行ける。拘束時間が少なくなることで、自分の時間を有効に活用できるのが、フレックスタイム制の利点です。

ところが、フレックスタイム制が導入されてから、仕事をしながらやりたいことを実現できる人もいれば、仕事に行くのがむずかしくなるほど調子を崩してしまう人もいます。

広告会社に勤務するCさんの平均的な起床時間は10時です。「10時起床のリズムでうまくいっていますか?」と聞くと、こう答えられました。

「いや、もっと早く起きたいんですよ。フレックスになったら、なんとなくずるずる10時起床になってそのままこのリズムが定着しています」

始業が9時に決まっていた頃のCさんの起床と就寝は、こんな感じです。

7時に起きるのが理想だと思って目覚ましを7時にかけるけどなかなか起きられず、目覚ましのスヌーズ機能で二度寝、三度寝と眠ったり起きたりを繰り返し、最終的に起きるのは7時30分。急いで支度をして出社する。

残業で帰宅が遅くなり、帰宅をしても仕事の疲れや緊張がまだ残ったまま。ヨガやストレッチなど体のケアをすれば気持ちがいいのはわかっているが、疲れて動く気にならないので、夕食後にはテレビかネットで動画を見て気分転換をする。

すると、就寝は1時過ぎになり、翌朝に目覚ましが鳴ってもなかなか起きられない。睡眠時間の短さも気になるので、少しでも補おうという気持ちもあって、ギリギリ間に合う7時30分まで眠ろうとする。

それがフレックスタイム後にはずるずる起床時間が後ろにズレて、10時に起きて3時に眠る生活になったそうです。

●うまくいかない理由は？

Cさんの例で気づいていただきたいのは、**もともと起床と就寝のタイミングが受け身で決まってしまっている**ということです。**受け身で生活のリズムがつくられている人は出社時間の制限が緩和すると、ずるずるとそのリズムが遅れます。**

実は、Cさんだけではなく、フレックスタイム制が導入されると、社員の方々が10時出社になる企業が多いようです。

コアタイムが設けられている場合は、たいてい11時から15時です。10時出社ならば、コアタイムに対して余裕をもって出勤できているので問題なさそうですが、仕事のやり方に問題が生じてきます。

10時では、相手先の企業はすでに出社して仕事を始めていることが多いです。相手から朝一番のメールが送られている場合、出勤して最初に行う仕事は、相手先への対応です。

普段の仕事の始め方を振り返ってみてください。何も考えずに出社して、デスクに座ってからやることを決めるという人は少ないと思います。ほとんどの人は、朝の身支度や通

Cさんの悩み

▶フレックスタイム制で睡眠不足が続く

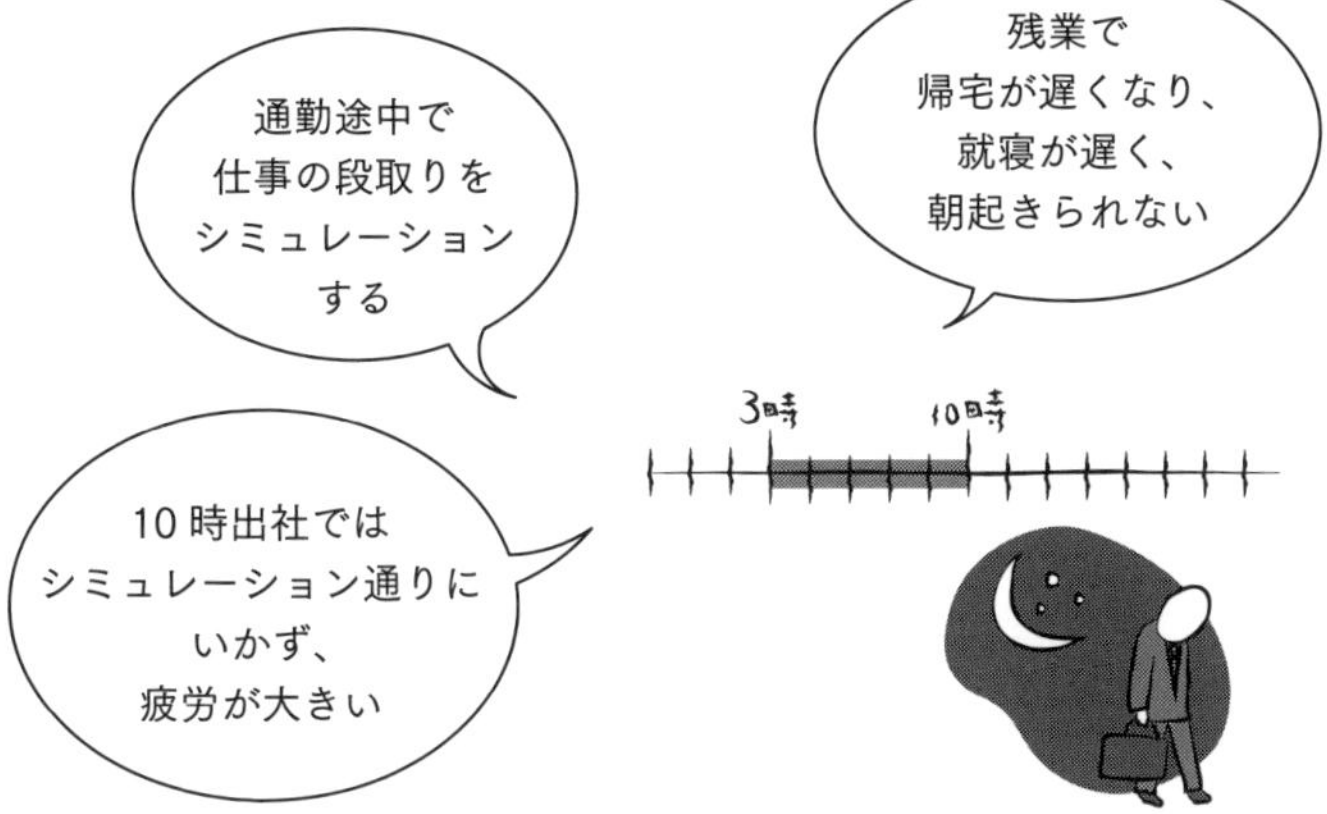

勤途中に、今日のスケジュールやその合間の自分の時間を使ってやるべきことをおおまかに頭の中でシミュレーションしています。

脳は、自分の行動を具体的にイメージすることができ、その通りに行動することができると、予測と結果の誤差が少なく、消費するエネルギーを少なく済ませることができます。

ところが、10時出社で相手への対応から仕事が始まってしまうと、いきなりシミュレーションとは異なる行動を企画しなければなりません。**対応に追われてからスケジュールがスタートし、ようやく自分の時間ができるのが、相手先が仕事**

を終えた後になると、どうしても仕事が後手に回ってしまいます。対処で追われてしまい、自ら創造する種類の仕事が先延ばしになってしまうのです。

これは、仕事の効率が下がるばかりではなく、相手に合わせた行動を企画させられることで脳が疲弊してしまいます。同じ時間数働いていても、成果が低く、疲労が大きくなってしまうのです。

時短で仕事の生産性を上げなければならないプレッシャーに悩むDさん

仕事と子育てを両立できるように、保育園に子どもを迎えに行く時間に早めに帰る時短勤務が認められている企業は増えてきました。社員の事情に合わせた制度が広まってきて、とてもいい傾向だと思いますが、当事者の話を聞くと、安心でうれしいということばかりではないようです。

「早く帰宅することで、他の人よりも仕事ができないと思われる」

「私が抜けていることで、いままで私がしていた仕事は別の人に任されていて、いつ元の

Dさんの悩み

▶時短勤務でプレッシャーがかかる

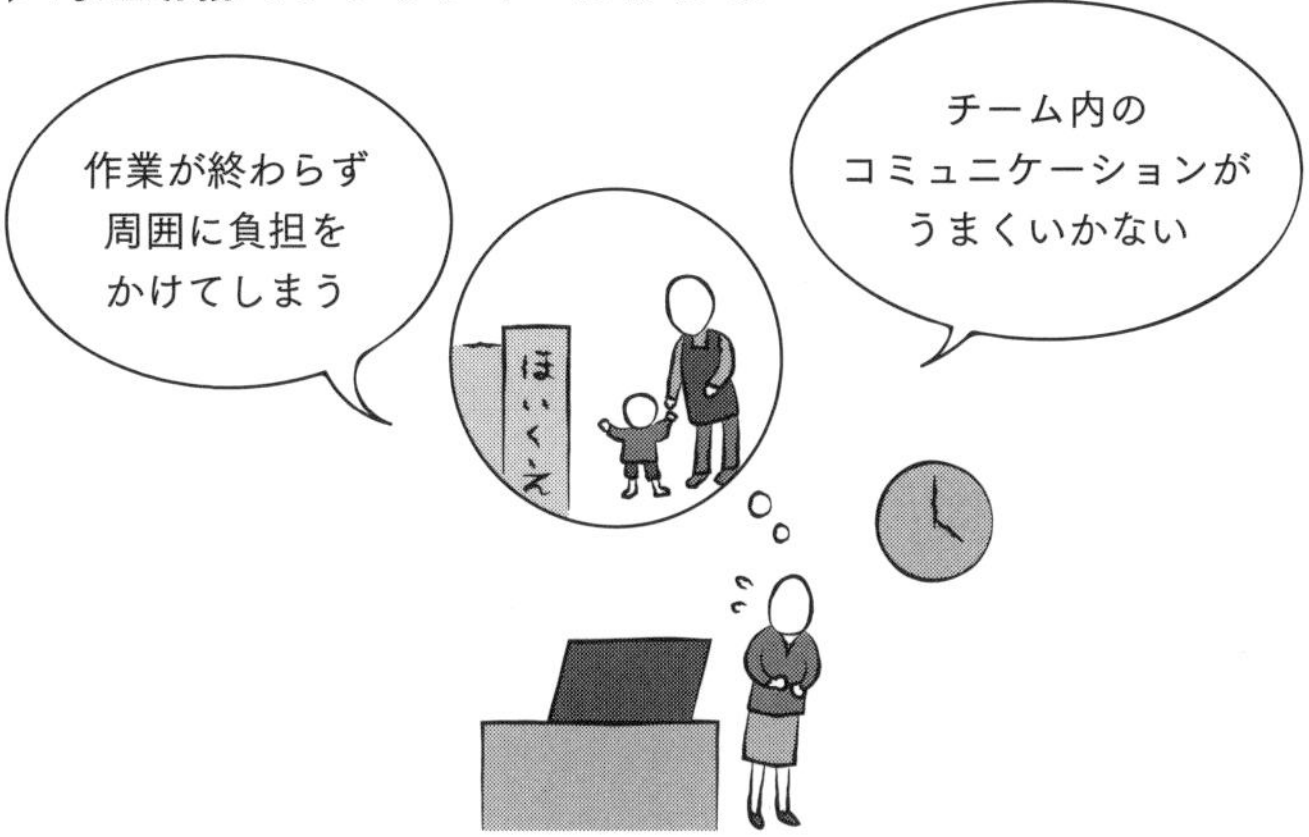
作業が終わらず
周囲に負担を
かけてしまう
チーム内の
コミュニケーションが
うまくいかない
ほいくえ

ポジションに戻れるかわからない」

　このような危機感を持っている人も多くいて、**短い時間で成果を上げることが求められています。**

●うまくいかない理由は？

　時短勤務の制度を利用するには、短時間で仕事の成果を上げる方法も同時に習得しなければなりません。

　これまでの働き方のまま時短勤務を始めた人は、「ごめん。あと頼む。今度埋め合わせするから」という感じで、周囲の人に負担をかけてしまうことが少なくありません。とくに、時短勤務を導入したばかりの企業では、利用する人が少ないため、周囲の社員の理解も少なく、チーム内のコミュニケーションがうまくいかなくなることもあります。

このような場合は、本人も「職場に居場所がない」「重要な仕事から外されている」など、メンバーに負担をかけていることへの罪悪感とともに、職場への不信感を抱くことにもなりかねません。

衣料品メーカーに勤めるDさんに働き方を聞いてみました。

「企画の打ち合わせが終わったら、その時点で1つ仕事が終わった感じになるので、デスクに戻ったら別の作業に取りかかります。企画書の期限が近づくと、いい加減つくらなきゃ……と思いつつもなかなか手をつけることができずに、期限ぎりぎりになって取りかかることがほとんどです。まあ、昔からずっと期限ぎりぎりにならないとやる気が出ない性格なんですよね」

このような行動をとると、脳はその行動を記憶して、それを標準の行動に設定します。

すると、打ち合わせが終わるたびに、**無意識に作業を「少し寝かせて」、期限ぎりぎりに**

なるまで断続的に注意を向け続けて、ぎりぎりになって取りかかるようになります。これは、性格や意志の力のせいではなく、脳が行動を記憶しただけです。

時短勤務を成功させるには、**作業が先延ばしにならない行動をつくっていくことが大切です。**仕事中の自分の行動を再設定していきましょう。

フリーアドレスで
どこの席に座るかを考えるだけで疲れているEさん

まるでカフェや美術館のような斬新なオフィス。会議スペースにブランコがあったり、屋外で仕事ができるスペースがあったりなど、遊び心のあるオフィス。働く環境を根本的に変えたオフィスが、いま注目されています。

そんなオフィスにお邪魔すると、社員の方からは「ぜひ、うちの職場を見学していってください」とお声がけいただきます。社員の方にとっても、自慢のオフィスです。

こうしたオフィスでは、その日によって仕事をする場所を選ぶことができるフリーアドレス制が導入されています。常に新しい発想を取り込もうとする人や、流行に敏感な人が、このような情報を見聞きすると、「うちの会社でもフリーアドレスを導入しよう」と画策して、導入にこぎつけられることがあります。

自分の会社でも導入されれば、毎日同じデスクに座って、同じ景色を見ながら仕事をする束縛から解放される。それを考えるだけで、「快適に働けそうだな」と想像する人も多いと思います。

ところが、実際は社員の方々から意外な話が聞こえてきます。飲料品メーカーの営業のEさんはこう言います。

「出勤して最初に座る席を選んでいる時点でロスがある感じがします。どこでもよいとなると選ぶのは意外にむずかしいです。こんなことを考えているならすぐにやらなければならないことがあるのに、と歯がゆい感じです」

どうやら、フリーアドレスにすれば物事がうまくいく、というわけでもなさそうです。

Eさんの悩み

▶フリーアドレスで席を選ぶことにストレスを感じる

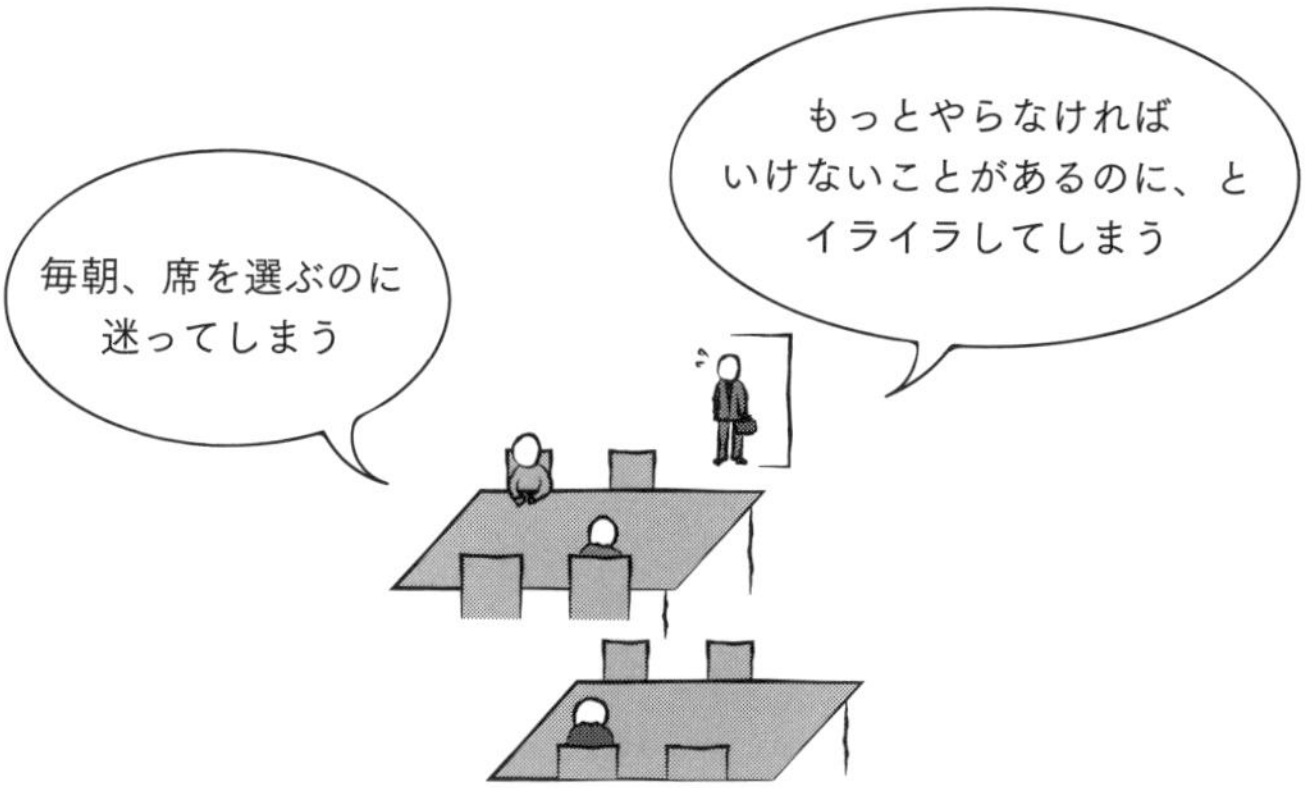
毎朝、席を選ぶのに
迷ってしまう
もっとやらなければ
いけないことがあるのに、と
イライラしてしまう

●うまくいかない理由は？

フリーアドレスを単純に「席を固定しない」ことだと解釈してしまうと、「自分の席を奪われた」「落ち着かない」という意見も出てしまいます。

一方で、フリーアドレスに対して「作業に集中できる」「仕事をため込まなくなった」といったポジティブな意見を言う人たちもいます。

両者の違いは、自分の仕事に「場所」が与える影響を意識しているか否かです。**脳にとって、作業と場所の関係はどんな意味があるのかを知っておく必要があります。**

フリーアドレス導入の動機は、コミュ

ニケーションの活性化、集中力の向上、職場環境の整理整頓が多いです。それらを成功させるには、脳がやる気になる原則を知り、それに従って場所を使うことが必要です。

私たちが、**適度にやる気をもって仕事に臨むには、予測通りを50％、偶然を50％になるように課題を設定する**必要があります。これは、**「発達の最近接領域」**と呼ばれています。

のちほど詳しく説明するように、本書では脳にかかるコストを節約することを中心にお話ししていますが、**コスト削減だけでなく、脳がエネルギーを支払う能力も高めていくことも行えば、やる気を持続させることができます。**

いま取り組んでいる課題が、普段やり慣れないことや先行きの見通しが立たない場合、その課題自体に脳はコストをかなり支払うことになります。その場合に、「今日どこに座るか」というような余分な思考にエネルギーを回していると、肝心な課題を前にやる気が出なくなってしまいます。

プロジェクトが一段落したり、繁忙期を過ぎたりして落ち着いた日常になったら、課題にかかるコストは下がります。このタイミングでは、席を選ぶことにも負担はかかりません。

脳にかかるコストを中心に、課題の難易度を足し引きすることで、やる気を持続させていく。この考え方で、フリーアドレスに臨んでいる人は仕事がはかどるのです。

テレワークで仕事モードになるために通う場所を常に探しているＦさん

２０２０年に開催される東京オリンピックの影響で、出勤せずに職場外で仕事をするテレワークの導入が急速に進んでいます。オリンピックが終わってもこれが定着するには、テレワークの上手なやり方を習得しておく必要があります。

職場に行くと仕事モードに切り替わる、という人は多いと思います。制服を着ると視覚や触覚刺激を介して仕事のスイッチが入る、という人もいると思います。これらの感覚は、私たちの脳の働きをガイドしてくれているので、私たちは、とくに何も努力や工夫をしなくても、職場に行きさえすれば仕事をする準備ができます。

外資系のＩＴ企業に勤めるＦさんからは、こんな相談をされました。

「仕事の9割はスマホで済ませられます。だから出勤する必要もないのですが、テレワークを始めてから、こちらの都合とは関係なくいつでもどこにいても連絡が来て対応しなければならないので、その日やることを決めていても、その通りにならないことがほとんどです」

場所も時間も自由に使えるテレワークも、なかなかむずかしいようです。

●うまくいかない理由は？

「いまから仕事です」というガイドが取り払われるのが、テレワークです。テレワークを成功させるには、より自分の脳の働きをうまく使えるように、脳や体の仕組みに精通していなければなりません。

その意味では、出勤しないテレワークのほうが、会社に出勤するよりはるかにハイレベルな働き方です。

テレワークでは、**「場所」と「時間」をマネジメントしなければなりません。場所が脳に与える影響と、生体リズムの仕組みを知り、それらをもとに仕事の組み立てをしていき**

Fさんの悩み

▶テレワークで仕事モードに入りづらい

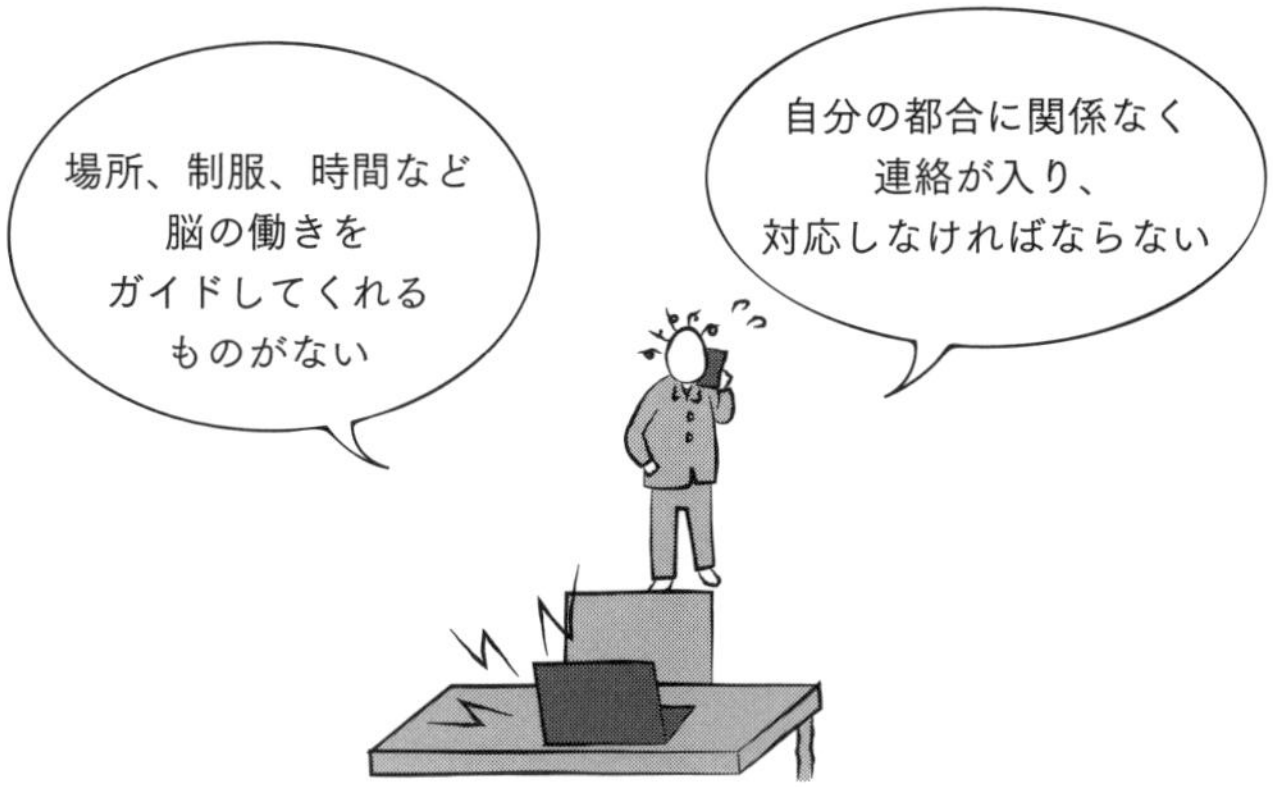
場所、制服、時間など
脳の働きを
ガイドしてくれる
ものがない
自分の都合に関係なく
連絡が入り、
対応しなければならない

ましょう。

たとえば、職場にいないことで場所からも時間からも自由になっているはずなのですが、スマホやＰＣでメールをチェックする回数がかえって増える人もいます。

メールでの連絡は、直接顔を見ているわけではないので、その情報がどのくらい切迫しているのか、頭の片隅に留めておく程度でよいのか、ニュアンスがわかりません。**脳が得る情報が文字や画像だけに限定されているので、脳にとっては情報の種類が不足していて、多面的に理解することができません。**

これを自覚したうえで、情報を得る場

所や時間帯を限定していくのが、テレワークの上手なやり方です。

また、テレワークをさらに発展させて、旅行先で仕事をするというスタイルも取り入れられてきています。**ワークとバケーションを合わせた「ワーケーション」です。**

ワーケーションでは、期間が限られているので、自分の働き方を再設定する絶好の機会です。

脳の負担を減らし、働きながら休息できる習慣をつくる

いま現在、働く現場で起きているこれらの問題は、脳を主体にして余計な負担のかかる無駄な作業を省き、うまく配分することで解決していくことができます。

私たちが頭を使うことを、「認知コスト」と呼びます。どんな些細なことでも、脳はエネルギーを消費していて、そのエネルギーは無限ではありません。限られたエネルギーを何に支払っているかを振り返り、無駄な支払いを減らし、貯めたエネルギーを本当にやりたいことにつぎ込むという考え方が大切です。

人間の脳は、大脳に１００億個の神経細胞があり、それらから情報が伝達されるときに神経を補助するグリア細胞はその10倍あると考えられています。人間が安静にしているときの消費エネルギーは約１００Ｗで、脳はそのうちの20％程度、約20Ｗを消費しています。

このように数字で説明されると、脳のエネルギーには限界があるというのも想像しやすいかもしれません。

これだけ多くの神経細胞があるのですから、その一つひとつの働きは大したことがなさそうです。ただ、大脳の神経細胞は、1秒間に1個のスピードで死滅しているという見解があります。

1年で3000万個、10年で3億個死滅してしまう、と考えると、残された細胞を有意義に使っていかなければ、という気持ちになってくるのではないでしょうか。

働きながら休息するための3つの具体策

働きながら休息するための具体策は、次の3つにまとめることができます。

①認知コストから「時間の使い方」を変える

「いまは時間に余裕がある」とか「締め切りが迫って時間がない」といった主観的な時間

管理から一歩離れて、脳にとって良い時間配分をしてあげよう、と考えてみましょう。

作業するのは脳なので、私たちはマネージャーとして、脳に良い時間配分を用意してあげることに徹するのです。そうすれば、脳は自然に良いパフォーマンスを発揮してくれます。

②認知コストから「仕事のやり方」を変える

同様に、「テンションを上げてやる気を出す」とか「面倒くさくて先延ばしする」といった主観的な作業のやり方ではなく、**脳が仕事を覚えやすいようにお膳立てをしてあげましょう。**

普段の動作を少し変える、作業への臨み方を少し変えるだけで、脳は望ましい動作を学習していきます。

③認知コストから「仕事の環境」を整える

先ほどまでの働く現場の声からわかるのは、**「自由であること＝働きやすい」とは限らない、**ということです。

脳が働きやすい環境をつくるには、**脳の仕組みに従って、自由にすることと制限をつけることを決めていくことが大切です。**

脳に最適な行動を自動化させる

これら3つのテーマで次章から順にお話ししていきますが、いままでの習慣を変えることは、とてもむずかしいことです。それは、そもそも**習慣とは脳が認知コストを減らすための戦略だからです。**

過去の行動を記憶し、その記憶に基づいて標準的な行動を自動化する働きは、大脳基底核《だいのうきていかく》という部位が担っています。この自動化は、無意識のうちに行われ、自動化されている行動をしているときは、認知コストはとても少なくなります。

働き方を変えるには、標準として設定されている行動を、新しい行動に書き換えなければなりません。そのため、最初の1回はとても負担がかかります。この1回を、「メタ認知」（自分のことを客観的な視点で観察する認知能力）で実験にあてててしまえば、新しい記憶の痕跡をつくることができます。

脳のエネルギー、認知コストは有限！

何にエネルギーを使っているか？

無駄なものを省く

本当にやりたいことに配分する

具体的には

1 時間の使い方を変える

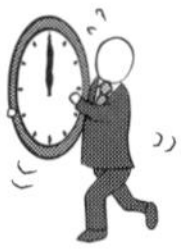

主観的な時間管理をやめて

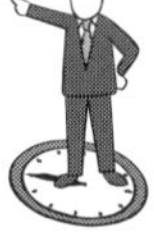

脳にとって良い時間配分をする

第２章へ

2 仕事のやり方を変える

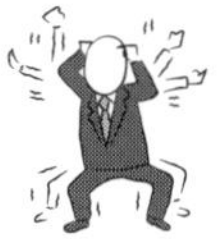

主観的な作業のやり方から

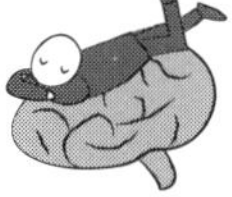

脳が仕事を覚えやすいようお膳立てする

第３章へ

3 仕事の環境を変える

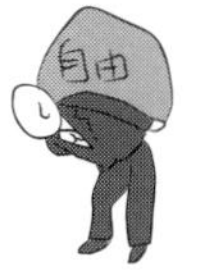

自由であること＝働きやすい、ではない

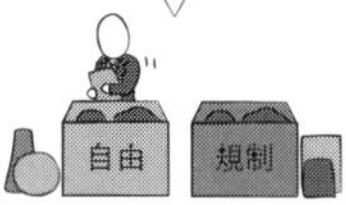

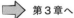

脳の仕組みに従い自由と制限を決める

第４章・第５章へ

一度記憶がつくられれば、後はそれほど負担なく行動できるので、**毎日繰り返すことで、新しい標準がつくられます。**

それでは、さっそく始めていきましょう。

実践しながら実感を積み上げて、良かった方法を採用していただき、あなたにとって最適な働きながら休息できる習慣をつくってください。

第2章

仕事は脳が活発な時間帯に集中して取り組む

まず、「生体リズム」を知ることから始める

働きながら休息できるようになるには、**「生体リズム」**を知ることが欠かせません。

生体リズムで活発になる時間帯に頑張りたいことに取り組み、活動が低下する時間帯にはエネルギーを必要としない作業に取り組む、これが基本原則です。

リズムにしたがって活動することで、負担を減らし、エネルギーを増やしましょう。

なぜ、生体リズムに合わせると、疲れにくく、回復しやすくなるのでしょうか?

私たちの脳や体は、生体リズムの仕組みで活発になる時間帯、活動が低下する時間帯があらかじめ決まっています。

もし、**活発になるはずの時間帯にあまり行動せずにいると、用意したエネルギーが使われなかったという事実に基づいて、エネルギーの生産は抑えられます。**これでは、もとも

と発揮できるはずの力が低下してしまいます。

反対に、もし**活動が低下する時間帯に無理やりテンションを上げて頑張ったら、脳や体に負担がかかります。**負担が大きければ、それだけ回復にも時間がかかってしまいます。

自分の作業と生体リズムとのミスマッチをできるだけ減らすことが大切なのです。

生体リズムは1日に2回活発になり、2回休息する

まず、すべての基準になる生体リズムを整える必要があるわけですが、生体リズムの大まかな波を知っておきましょう。

活発になる時間帯と活動が低下する時間帯がそれぞれ1日に2回ずつやってきます。どちらのリズムも、起床時間によって決まります。

活発になる時間帯は、起床から4時間後と11時間後です。活動が低下する時間帯は、起床から8時間後と22時間後です。もし、6時に起床する生活の場合は、10時と17時に活発になり、14時と朝方4時には活動が低下します。

自分の生体リズムが整っているかどうかを、簡単に判定できる質問があります。

生活時間を、「午前」「午後」「夕方」「眠る前」と4つに分割してみます。この4つの時間帯の中で、①最も眠い時間帯はいつでしょうか？　そして、②最も元気でまったく眠気を感じない時間帯はいつでしょうか？

本来の生体リズムでは、**午前中が最も眠くなく、午後に1回目の眠気があり、夕方には眠気がなく、眠る前が最も眠い、**となるはずです。

いかがでしょうか。

このリズムに該当していたら、あなたの生体リズムは整っているといえます。

ところが、ビジネスパーソンにとても多いリズムは、次のようなリズムです。

午前中は眠気があり、午後にも眠い。夕方にも居眠りしてしまうことがあり、眠る前になると眠気がなく頭が最も冴えてくる。このようなリズムでは、ただ生活しているだけでも、生体リズムと活動のミスマッチによって疲労してしまいます。

もし、あなたがこのチェックで生体リズムにズレがあることがわかったら、この機会にリズムを整えておきましょう。

生体リズムは、「朝の光」によって整えられます。

最近は、早朝出勤を推奨する企業もあります。「会社が生活スタイルにまで口を出してきて余計なお世話」と感じる人もいると思いますが、これを、生体リズムを整える機会に利用しよう、と考えてみましょう。

早起きの生活は、個人の努力ではなく、のちに紹介する科学的な方法（196頁参照）で手に入れることができます。

「4−6−11睡眠の法則」で生体リズムを整える

生体リズムを整えるチャンスは、1日に3回あります。起床から4時間以内に光を見て、6時間後に目を閉じ、11時間後には体を動かして体温を上げる。これを**「4−6−11睡眠の法則」**として、さまざまな現場で活用していただいています。

なぜ、睡眠に注目するかというと、睡眠は毎日必ず行い、朝目覚めたときに質の違いを自覚しやすいので、生体リズムを整える基準に最適なのです。

この4−6−11睡眠の法則は、日常生活に大きく関係する3つの生体リズムに由来します。3つの生体リズムとは、**「メラトニンリズム」「睡眠−覚醒リズム」「深部体温リズム」**です。

生体リズムを整える

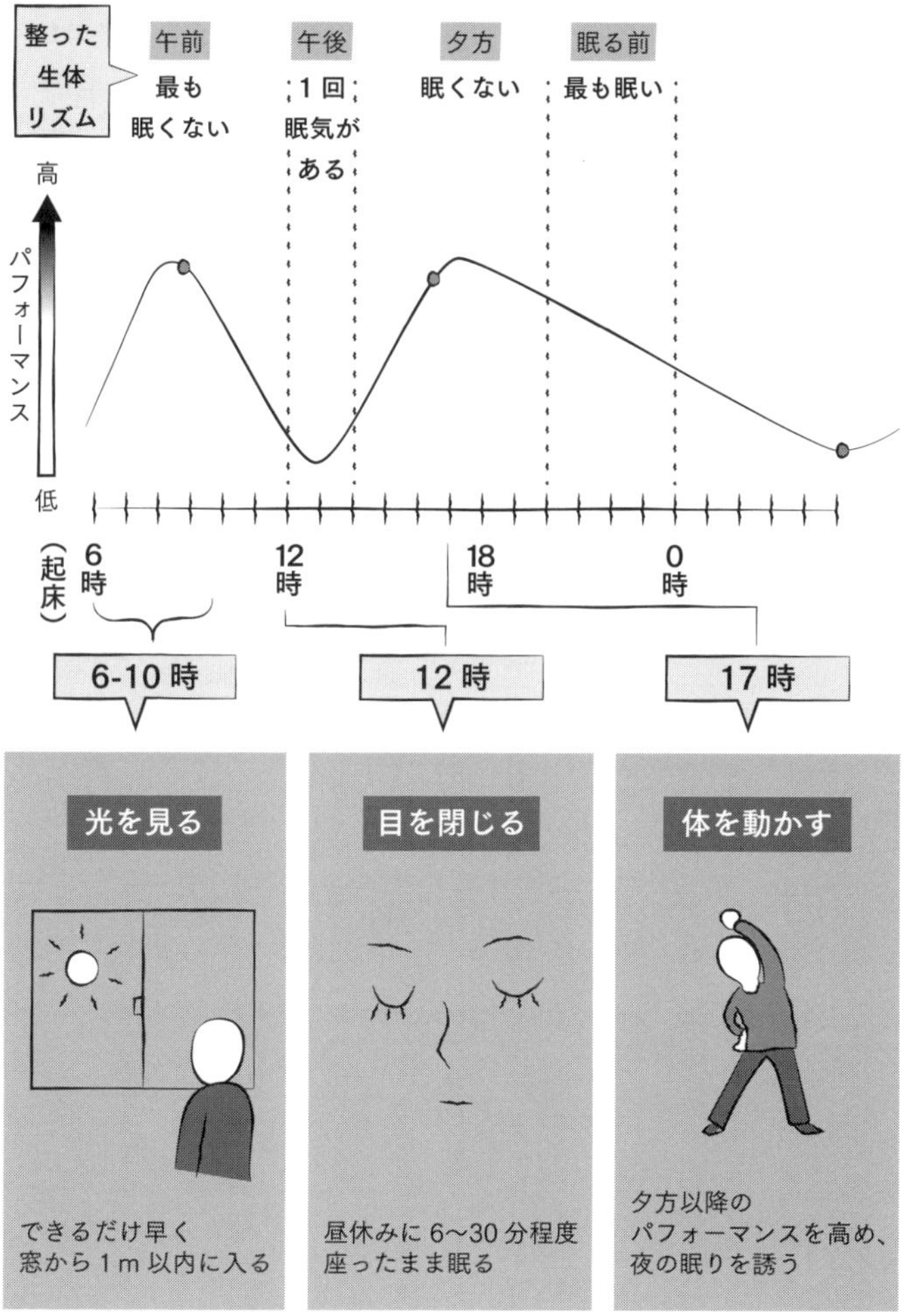
整った
生体
リズム
午前
最も
眠くない
午後
1回
眠気が
ある
夕方
眠くない
眠る前
最も眠い
高
パフォーマンス
低
6時（起床）
12時
18時
0時
6-10時
12時
17時
光を見る
できるだけ早く
窓から1m以内に入る
目を閉じる
昼休みに6〜30分程度
座ったまま眠る
体を動かす
夕方以降の
パフォーマンスを高め、
夜の眠りを誘う

朝起きたら窓から1m以内に入る

朝目覚めたら、できるだけ早いタイミングで窓から1m以内に入りましょう。

生体リズムのスタートは、意識して行動しないと徐々に遅れていきます。**日本人の平均的な生体リズムは、24・2時間と調べられています。24時間より長いリズムを持っている人が多いので、朝は寝坊しやすく、夜は就寝が遅くなりやすいのです。**

フレックスタイム制が導入されると10時出社の人が増えるのは、このためです。

生体リズムの流れに任せてリズムが遅れていくと、仕事でのパフォーマンスが低下してしまいます。

このようなズレを防ぐために、朝の光で毎朝生体リズムをスタートさせる仕組みが備わっています。

生体リズムを決めるマスタークロック（すべての細胞活動のタイミングを統合している部位）は、目の奥のあたりの脳にある視《し》交叉《こうさ》上核《じょうかく》という部位です。

2500ルクス以上の光を感知すると、1日の長さを決める物質であるメラトニンの分泌が止まります。これで新しい1日のリズムがスタートするので、毎朝行っていれば24時間ピッタリのリズムで過ごすことができます。

2500ルクス以上の光を脳に届けるには、窓から1m以内に入ることが必要です。そして、光に反応する感度は、起床直後が最も高く、時間が経つにつれて下がっていき、起床4時間後を過ぎると光を浴びてもリズムを整える効果が得られなくなってしまいます。

ベランダに出れば1分でリズムが整う

窓から1m以内だと、メラトニンの分泌がストップするには10分程度必要です。

とくに意識していなくても自然に生体リズムが整うように、目覚めたら窓から1m以内に入る生活動線をつくってみましょう。

窓際に椅子があれば、そこでスマホをチェックしたり新聞を読んだりすれば10分を確保することができます。

もし手っ取り早く睡眠の質を高めたければ、窓を開けて外を眺めたり、ベランダに出たりしてみましょう。

外に出ると光の強さは1万ルクス以上になります。これならば、1分程度でリズムが整う様子が臨床現場で観察されています。

外に出るのは北側でも構わないので、ベランダの植物に水やりをしたり、外を眺めてぼんやりする時間をつくったりするなどして、生活の中になじませてみましょう。

昼、眠くなる前に目を閉じる

生体リズムを整える2回目のチャンスは、起床から6時間後あたりです。この時間に**「計画仮眠」**を使って仕事に集中できる脳をつくってみましょう。

睡眠－覚醒リズムは、目覚めた時点から脳脊髄液に蓄積していく睡眠物質によってつくられる、と考えられています。このリズムによって、**起床から8時間後と22時間後に、眠くなります。6時起床の場合は、14時と朝方4時です。**

昼食後にあたる14時頃に眠気を感じることはよくあると思います。これは昼食とは関係ないことが明らかになっていて、**脳が働きを低下させないように、積極的に睡眠をつくっ**

ての後の時間帯を再び活発に過ごせるようにしている脳の戦略だと考えられています。

朝方４時は、徹夜をしていても、うとうと眠くなってしまったという経験をした人もいると思います。この時間帯には、起きていられなくなります。

生体リズムを整えるには、リズムを誘導するように行動することが大切です。**起床８時間後に眠くなるので、その２時間前の６時間後に短時間の仮眠をとると、仮眠後には脳が覚醒しやすくなります。**

起床８時間後の最も眠い時間帯に居眠りをしてしまうと、その後覚醒に向かう波をつぶしてしまい、ぼーっとする時間が長引くので注意が必要です。

短時間の仮眠で脳の働きを管理する

脳にとって昼間に眠くなるということは、情報伝達能力が低下しているということです。眠気を感じているとき、脳内で情報を伝達するたんぱく質がリン酸化して機能を果たせなくなっていることが明らかになっています。

そして、短時間の仮眠をすると、このリン酸化を防ぎ再び情報伝達能力が回復することも明らかになっています。

脳の働きを管理するために、実際に計画仮眠を行ってみましょう。

計画仮眠には、次の４つのポイントがあります。

①眠くなる前に目を閉じる

眠気を我慢した挙げ句にうとうとしてしまった場合、目覚めた後も、うとうとするのを繰り返してしまいます。これは**「睡眠慣性」**という現象です。

睡眠の脳波が出てしまうと、急に覚醒しても脳波が切り替わらず、慣性の法則のように急に睡眠を止められずに引き延ばされてしまうのです。

眠気を管理するには、**眠くない時間帯から目を閉じる必要があり、その目安が起床６時間後です。一般的には昼休みのタイミングが狙い目です。**

②時間は6分から30分

目を閉じる時間の長さによって仮眠の意味が変わります。

計画睡眠の4つのポイント

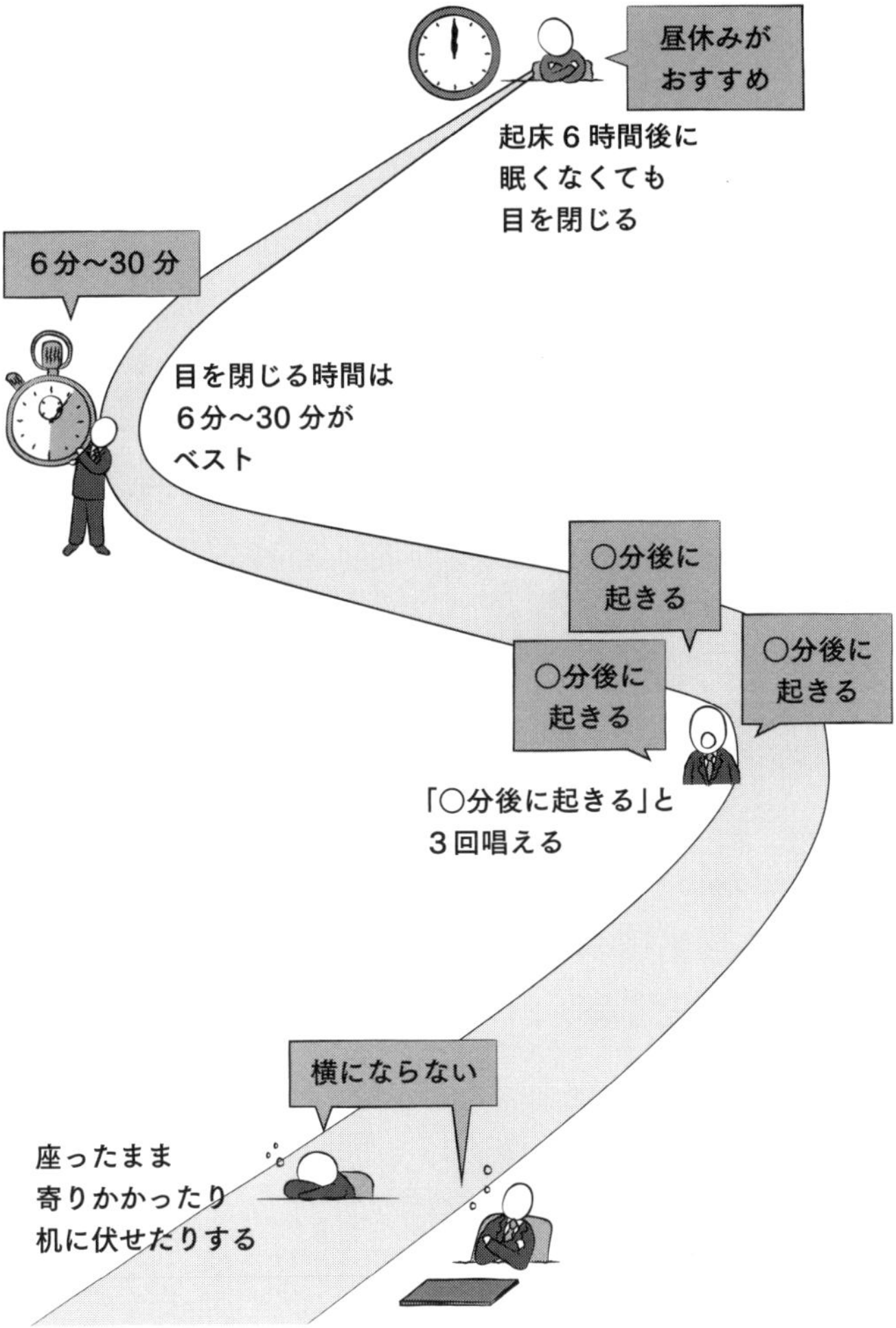

・1分～5分：スッキリした感じはつくることができますが、脳内の睡眠物質を分解するには至りません。
・6分～30分：**脳内の睡眠物質が分解され、仮眠後の作業効率が高まる**ことが明らかになっています。
・31分以上：夜間睡眠の脳波が出現し、メインの睡眠の質が低下してしまいます。

③「〇分後に起きる」と3回唱える

起きる時間帯を唱えると、その数秒前に心拍数が上がり、体が起きる準備をします。これを用いることで、仮眠後にスッキリ起きられるようになります。

意図せずに眠ってしまうと睡眠慣性が生じるので、1分でも30分でも、必ずゴール設定をして仮眠をとりましょう。

④座ったまま

頭と体を起こしていると、たとえ眠ったとしても、深い睡眠には入れません。

昼の仮眠では夜の睡眠を侵さないように眠気だけ取り去る必要があるので、**横にならず、**

座ったまま寄りかかったり、机に伏せたりするなどして頭を固定して眠ることが重要です。

これら4つのポイントを意識して、午後にもシャキッと集中できる脳をつくりましょう。

夕方には絶対に眠らない

1日を通して良いパフォーマンスを発揮するために、最も避けたい行動があります。それは、「夕方に眠る」ことです。

帰宅中の電車の中や休日の夕方には、なんとしても眠るのを避けましょう。これには、深部体温リズムが関係しています。

深部体温は内臓の温度で、私たちのパフォーマンスや睡眠の質に大きく関係します。

深部体温は、起床から11時間後に最高になり、22時間後に最低になるリズムがあります。**6時起床の場合、起床から11時間後の17時は体のパフォーマンスが最も高いです。**そして、先ほどの睡眠－覚醒リズムと同じく、起床22時間後には活動が低下して起きていられなくなります。

もともと**深部体温が最高になる時間帯（起床11時間の前後2時間の時間帯）に眠ってしまうと、体温が下がってしまいます。**

反対に、体を動かすことができれば、深部体温のリズムを強調することができます。

夕方はよりハイパフォーマンスになり、夜にはより深く眠ることができます。こうして、翌朝からまたシャキッと集中することができるのです。

自分にとって正解の生体リズムを定着させる

生体リズムを整えるには、正解のリズムがあって、その通りに生活する必要がある、と考える人が多いと思います。

ところが、生体リズムは、正解を自分でつくっていかなければなりません。**生体リズムは、多いリズムに同調する仕組みで変化します。1週間のうち、過半数である4日以上のリズムが正解のリズム、**と判定されます。

1週間のうち3日だけ早起きして午前中に集中でき、夕方にハイパフォーマンスが発揮できるリズムがつくられたとして、残り4日が朝寝坊、午前も夕方も眠いというリズムになった場合は、朝寝坊のリズムのほうが正解だと判定されて、朝は起きづらく日中も頭が冴えなくなってしまいます。

望ましい正解をつくるには、まずは過半数をとること。**4日は必ずしも連続しなくても**

よいので、週末＋平日2日くらいで実践できればよい、と考えてみましょう。

望ましいリズムの割合が増えれば増えるほど、標準のリズムとして強く固定されるので、朝は自然に起きてしまうし、「集中しよう」と意気込まなくても午前中が冴えるようになります。

また、**夜が遅くなるなど一時的にリズムが乱れても、すぐに元のリズムに戻ります。**

1週間の始まりは月曜日ではなく金曜日にする

生体リズムでは、月曜日の朝に負担がかかります。

月曜日の朝は「今日からまた仕事か」と憂鬱な気分になる、という人は多いと思いますが、これは、個人の考え方やモチベーションの問題ではなく、生体リズムの影響です。

そこで、「1週間の始まりは金曜日だ」というつもりで仕事をしてみると、月曜日の朝の負担を減らすことができます。

生体リズムには、1日よりも長いスパンのリズムもあります。

10万人以上の例を対象に、心筋梗塞発症の1週間の時間分布を解析した研究では、月曜日の朝が最も発症した例が多く、次いで木曜日が多いことが明らかにされました。このことから、**7日間周期のリズムと、その半分である3・5日間周期のリズムがある**と考えられています。

もともと生体リズムとして、月曜日の朝に心拍などの自律神経系に負担がかかっていると考えると、月曜日の朝から1週間を始めることはリスクが高いことがわかります。

日曜日の休日と、水曜日のノー残業デーを設けたことで、月曜日と木曜日の朝にかかる負担を増やしてしまっているとしたら、健康を保つスケジュールとして最適とは言い難いです。

そこで、**1週間の仕事を終える金曜日を「1週間の始まり」と位置づけて次の週の仕事に少し手をつけておきましょう。**未来のために行動するのが、生体リズムを上手に使うコツです。

心拍データから負担がかかるタイミングを知る

気分という曖昧なものより、心拍数という客観的なデータを使ったほうが、脳や体にかかっている負担が明らかになる場合があります。

心拍数計測機能付きのウェアラブル端末を使用しているならば、心拍の変動を見ながら、自分の体に最も負担がかかっている曜日をデータから見つけてみるといいと思います。

まずは、普段の自分の心拍数として、安静時心拍数を知りましょう。

仰向けになって、脈を測ってみてください。

時間がないならば、15秒の脈を取って、4倍すれば、精度は下がりますが、おおまかな心拍数を知ることができます。

成人の男性は1分間に60~70拍、女性では65~75拍が目安です。

朝起きたときの心拍数を測ることが、1日の自律神経の乱れを知る最も簡単な方法だと考えられていて、この方法は、アスリートのオーバートレーニングを防ぐために用いられています。私たちビジネスパーソンも同様に、過剰にかかる負担を数値化してタスクを管理していく発想が、より長く安定して良いパフォーマンスを発揮することに役立ちます。

朝起きたときに心拍数を測ってみましょう。**心拍数が高ければ緊張や負担が大きいというサインなので、タスクを減らしたり、休息に時間を割いてみましょう。**職場に着いてすぐ、メールを見たとき、帰宅してすぐなどのタイミングで心拍数を測るのもよいと思います。

安静時心拍数から急に心拍数が上がったり、休んでいるのに心拍数が上がったままになっていないか。自分の脳と体に負担がかかっているタイミングを見つけておけば、予測して負担を減らす行動をとることができます。

10秒呼吸を使って安静時心拍をつくる

仕事で緊張しやすい、プレッシャーを感じやすい人は、心拍数が高まりやすく、帰宅して休む時間帯になっても心拍数が下がらないことがあります。

心拍や呼吸を司る自律神経活動にも、生体リズムがあります。

自律神経は、緊張したり興奮したりするときに働く「交感神経」とリラックスしているときに働く「副交感神経」とのバランスで機能しています。

朝にはどちらの神経活動も活発になり、夜には低下します。ただ、交感神経活動の高低差が大きいので、**朝から日中は交感神経活動が優位になり、夜から夜中には副交感神経が優位になります。**

仕事を終えて帰宅したにもかかわらず、リラックスできないこともあると思います。リラックスするとか休むというのは、概念的で実行するのがむずかしいです。

とくに、仕事が忙しいときは、休もうとしていても気になることに手をつけたり、ネットで動画などを見て結局交感神経活動を高めてしまうこともあると思います。

そこで、リラックスをした状態をつくるために、**「呼吸」**を使いましょう。

マインドフルネスを普段から実行している人は、呼吸の観察に慣れていると思います。

マインドフルネスとは、「いま、ここ」に意識を集中することです。その方法として自分の呼吸の様子を観察することが使われ、ストレス反応を低減させる、自律神経の活動を回

復させる効果が実証されています。

ただ、「自分の呼吸を観察する」と言われても、意味がわからない、やっていても効果を感じられない、という人もいます。その場合、自分の呼吸の速さに気づき、ゆっくりした呼吸をつくっていく直接的な方法がうまくいくことが多いです。

ゆっくり10秒数えながら、最初の３秒で息を吸い、４秒で止めて、５秒から10秒までを使って息を吐き切りましょう。吐き切ったら自然に息が吸いこまれていくので、同じスパンで繰り返します。

心拍が速かったり、緊張していて疲れがとれなかったりする人は、この10秒呼吸をやったときに呼吸のタイミングが速いです。10秒を自分で数えながらやってもらうと、８秒くらいで10秒をカウントしていることがあります。

秒針やストップウォッチを使って、10秒にタイミングを合わせるように呼吸をしてみると、徐々にゆっくりと呼吸することができるようになっていきます。

ゆっくりした呼吸ができると、呼吸が速くなっている場面に気づくことができます。

仕事が重なったり、プレッシャーがかかったときに速い呼吸に気づいたら、10秒のカウントに合わせて呼吸をしてみて、休息できるリズムをつくってみましょう。

朝イチにメールをチェックしてはいけない⁉

朝会社に着いたら、まずメールをチェックするという人は多いと思います。
生体リズムが整っていると、起床から2時間後から4時間後が、最も仕事がはかどる時間帯です。その時間帯を、メールチェックに費やしてしまうのはもったいないので、**出勤したらまず、今日の仕事の中で最も重要な作業に手をつけてみましょう。**

生体リズムのスタートが揃っていると、**起床2時間後には決断力が、起床3時間後には記憶力が、起床4時間後には脳波活動が活発で創造性が高まります。**

このリズムをうまく活かすためには、朝出勤してから仕事を始めるときの動作から見直さなければなりません。

最もわかりやすい例が、**朝イチのメールチェックをやめる**ことです。

私が、企業で社員の方々に「生体リズムをうまく使うために朝イチのメールチェックをやめてみましょう」と提案すると、たいてい「それは困る」と言われます。「クライアントから急なメールが来ているかもしれないし、昨日仕事を終えたところから時間が経っているので、その間に進展していることもあるはず。チェックが遅れたら仕事の組み立てができなくなってしまう」という意見です。

これは当然の意見ですが、本当に朝イチのメールチェックが必要なのか、検証したわけではありません。

そこで、まずは実験をしてみることにしました。ご協力いただけたある部門だけに限定して、朝一番にメールを見ることをやめてもらったのです。

その結果、社員の方々は困らなかったそうです。

「本当に緊急なことはどうせ電話がかかってくるので、メールでそこまで緊急を知らされることはもともとなかった」

「メールをチェックして仕事をこなしているつもりになっていたけど、よく考えたら仕事量が増えているわけではない。同じ仕事量ならば、PCを使っている分早く終わるはずなのに、そうなっていなかったということは、やはり無駄な作業をしていたのだと思う」

社員の方々からは、こんな感想が聞かれました。

中には、「もともと以前の上司から朝イチはメールチェックをせずに、午前中のうちに自分の仕事をすべて終わらせるように、と指導されていました」と言う人もいました。

実験感覚でメタ認知を鍛える

朝イチのメールチェックをやめるには、かなり勇気がいります。いつも通りの動作が変わると、調子が狂うし、そもそも仕事のやり方を変えることに抵抗もあると思います。

そこで、**行動を変えるには、「実験してみる」という感覚がとても大切です。**

実験には、成功も失敗もありません。やってみたことで得られるデータがあるだけです。そのデータをもとに、最適な行動を選択していくという作業を繰り返していけば、おのずと望ましい行動ができるようになります。

実験感覚で取り組むと、メタ認知が鍛えられます。

自分の脳を他人事のように捉える力がメタ認知です。メタとは「高い次元の」という意

味で、自分をさらに一段高い次元から観察し、自分の脳により良い環境を提供する力です。

このメタ認知には、2つの能力が要求されます。**「モニタリング」**と**「コントロール」**です。自分のことを客観的に観察し、そのうえで行動を選択します。

メタ認知は、脳の前方に位置するブロードマン10野（ドイツの神経学者コルビニアン・ブロードマンが大脳を機能別に区分したうちの10番目にあたる部位）が中心的な役割を担っています。

メタ認知を使うことで、社会や会社の制度にただ振り回されることを防ぎ、自分を中心に据えて自分の脳にとって良い環境を整えるための行動を選択することができます。

第3章

脳を疲れさせずに生産性を上げる仕事のコツ

先延ばしするだけで脳は疲労する！

仕事でやるべきことを「面倒くさい」と感じて先に延ばしてしまったら、その先延ばしによって、脳は疲労してしまいます。

先延ばし行動は、大変なことを後回しにしているので、認知コストが下げられるように思うかもしれません。

ただ、振り返ってみると、先延ばしした課題を「あぁ、あれやらなきゃいけないんだった」と思い出しては、その時点では手をつけない、という場面がたくさんあると思います。

脳は、いま行っている課題と関係ないやるべきことが浮かんだとき、「浮かんだ課題をいまはやらない」と抑制しなければなりません。思い浮かんだことを体に命令するために、神経に電気信号を流すのですが、それを「やらない」ためには、その神経活動を抑制する神経をさらに働かせて、命令をかき消す必要があります。

このことから、**思い出した行動を抑制することは、実際に課題に取り組むよりも多くの認知コストがかかります。**これで脳が疲れてしまうのです。

残業が多い人と話をすると、「日中の時間は、取引先からの連絡や上司や部下から持ち込まれる案件に対応していて、なかなか自分の仕事に取りかかれない。残業時間になって、ようやく自分の仕事に取りかかり始める」と言われます。

残業時間になってから自分の仕事に取りかかるという人は、普段の仕事のやり方から先延ばし行動が標準に設定されてしまっています。

動作をつなげて先延ばしを防ぐ

1つの仕事を終えたら、次にやることに少しだけ手をつけて動作を区切ってみましょう。これだけで、先延ばしが起こらない脳をつくることができます。

脳には、行動の辞書のような働きがあります。補足運動野《ほそくうんどうや》、帯状回《たいじょうかい》という部位で、各動作を辞書のように保存しています。

先延ばし行動が辞書に保存されていれば、課題を受けたときに無意識に先延ばししてしまいます。それを防ぐため、課題を受けたときにすぐに手がつけられる行動を意図的に保存するのです。

辞書機能をうまく使うには、行動をどこで区切るかがポイントです。

たとえば、「企画の打ち合わせ」という行動は、どこまでが区切りでしょうか?

打ち合わせが終わった時点が区切りだ、と思うかもしれません。しかし、ここで区切って保存すれば、脳は、打ち合わせ内容から資料をつくる作業に移るときには、新しく行動を組み立てて体に命令しなければなりません。これは脳に負担がかかるので、「面倒くさい」と感じて、先延ばしが発生します。

行動の区切りは、自分で勝手に決めることができます。「デスクに戻って企画書を1行書くまでが打ち合わせ」と保存し直すことができれば、脳は、打ち合わせの次に行う作業をあらかじめ下見することができます。すると、作業を再開するときには、すんなり体に命令することができるのです。

脳に「次の作業を少しだけ見せて準備させておく」つもりで、少し手をつけて区切って

みましょう。

以前、ある新聞社で研修をしたときに、締め切りを超過しない記者の方がいて、その方は、**取材を終えたら必ず記事を1行書いて「取材を終えた」ことにする、**と話されていました。これは、とても理にかなっている方法です。

仕事のやり方を変えるには、できる人の実践方法を、科学的な方法として理解して取り入れるのが、最も簡単です。

「○○する」と言い切る

さらに先延ばしを防ぐために、**やるべきことが頭に浮かんだら「○○する」と言い切ってみましょう。**「あー、○○しなきゃいけないんだった」とつぶやくことがあったら、脳は、このつぶやきで動けなくなってしまいます。

脳は、次の行動を体に命令するときに、過去の記憶から似たような動作を検索して命令します。過去の記憶をもとにする理由は、新しい動作を企画して実行するには認知コストがかさむからで、これも脳の省エネ戦略です。

脳が過去の記憶を検索するとき、私たちが使う**言葉は、「検索ワード」の役割を担います。**もし、あなたが**「あー、○○しなきゃいけないんだった」とつぶやいたら、脳は、「○○しなきゃいけないんだけどやるのかやらないのか」がわかりません。**次の動作が具体的にわからないので、記憶も検索できず、動作も命令できません。

この解決策はとてもシンプルです。「○○しなきゃ」を「○○する」と言い換えるだけです。**脳は、「○○する」と言ってもらえれば、過去にそれを実行したときの記憶を検索して体に命令できるので、体はあっさり動きます。**

確実にできることをつぶやく

「片づけなきゃ」と思ったら、「デスクを片づける」とつぶやくのではなく「書類をファイリングする」とつぶやくことが大切です。

「○○する」と言葉を変えるのを実行してもらうと、最初は「ちゃんとする」「しっかりやる」という感じで、大きな概念をつぶやいてしまいがちです。

これも脳にとってはわかりにくいので、もう少し具体的にします。

「ちゃんとする」よりは、「片づける」と言えば少し具体的になります。しかし、片づくまでにはいくつも工程があるので、脳はまだまだどの動作を検索すればいいのかがわかりにくいです。実際、片づけるとは言っても、「どこから手をつければいいんだろう」と立ちすくんでしまうこともあると思います。

そこで、いまから確実に実行できることを具体的につぶやいてみましょう。「片づける」を「書類をファイリングにする」に変えるのです。

これは、さまざまな場面で応用できます。**外出から帰ってきてバッグから書類を出したら、デスクに置く前に、「企画書をつくる」とつぶやきます。すると、いままではメールの返信から作業が始まって企画書が後回しになっていたのが、すんなりと企画書に取り組むことができます。**

「○分でやる」と数字を入れてつぶやく

脳が確実にやれることを言語化できてきたら、そこに数字を入れてみましょう。**「5分企画書をつくる」「3項目書く」**という感じです。

作業の分量や作業にかかる時間が数値化されると、脳は、作業の予測を立てられます。脳にとって、予測が立つことはとても重要です。

脳が体に動きを命令すると、実際の体の動きによって感覚（視覚、聴覚、触覚など）を得ます。この感覚情報で「実際はどうだったか」ということがわかります。

最初に命令した動きと実際体に起こったことを照合して、その誤差を修正して次の動作に反映させます。

「フィードバック誤差修正」という機能が働いているので、私たちは、動作を繰り返すほど上達していくのです。

このフィードバック誤差修正は、最初の動作と実際の感覚とのギャップが大きいほど認知コストがかかります。大きな誤差を修正するのは、脳に負担がかかるのです。

そこで、最初の動作から予測される感覚を明確にしておくと、修正すべき点がわかりやすくなり、認知コストを下げることができます。

脳はいつ終わるかわからない企画書に取りかかるより、5分後に終える企画書に取りかかるという設定のほうが、作業中や作業後の予測が立ちやすく、実際との誤差が修正しやすいのです。

ToDoリストを机に置いてはいけない理由

やるべきことを忘れないように、その日にやることをリスト化する、という場合は、そのToDoリストは、デスクの上に置かないようにしてみましょう。

脳は、ToDoリストを見たときに、一つひとつの作業を記憶するのに容量を使います。

実は、**脳が一度に覚えられる容量は「4つまで」**ということが明らかになっています。

いま、何か作業をしていて、その途中でToDoリストを見たら、リストの5つ目を見たところから容量オーバーになってしまい、いま取り組んでいる作業に戻ったときに「どこからやるんだっけ?」と、作業再開に時間がかかってしまいます。

認知コストもかかりますし、再開するたびに時間をロスしてしまいます。

これを防ぐために、**ToDoリストを書いたら、それをデスクやバッグにしまって、作業中は、直接目に入らないようにしましょう。**

1つのタスクを終えたら、リストを取り出して1つ消して、次のタスクを確認したら、リストは見えないところにしまう。こうすれば、4つしかない脳の容量を目の前のやるべきことに費やすことができます。

付箋をPCのディスプレイに貼らない

もし、PCのディスプレイの周りにやることを書いた付箋を貼っていたら、それも脳が疲労する原因になります。

作業中に付箋に書いてあるタスクを目にしたとき、脳は、その行動を抑制しなければなりません。これに認知コストがかかるので、付箋がたくさん貼ってあるPCで作業をするだけで、脳は、疲労してしまうのです。

私たちは、**忘れてはいけない用事を「忘れないように」と思って見えるところに書いておこうと考えますが、脳の立場では、いまやるべきことがわかりにくくなってしまいます。**

脳が混乱せずに1つのことに集中できるように、やるべきことを付箋に書いたら、手帳に貼って手帳を閉じるなどして、見えない工夫をしてみましょう。

仕事の生産性を下げない「チャンキング」の技術

前述のとおり、4つしか覚えられない脳の容量をフル活用するために、**「チャンク（複数の情報をかたまりとして保存する記憶の単位）」**を利用して、直感を鍛えていきましょう。

仕事の効率を上げるには、限られた時間内で、たくさんの選択肢の中から最適な答えを選ぶ技術が必要です。

この状況に対峙している職業である、将棋の棋士の脳を調べた研究を参考にしてみましょう。

将棋では、複数の駒を動かして互いの駒を取り合いますが、棋士たちの脳内では、駒の動き一つひとつをシミュレーションしているわけではありません。その場面に応じた最善の手が、直感的に浮かんでくるといいます。

一方で、実戦で創造性が発揮される場面はほとんどないそうです。棋士の脳内にはたくさんの答えが用意されていて、相手の手を見た瞬間に直感的に解答に行き着くようなのです。

これは、限られた時間で最善策を即決しなければならない仕事の場面に似ています。**サクサク仕事をこなすには、いちいち悩まずに直感的に答えを見つけることができなければなりません。**

このときに脳内で用意される解答は、チャンクです。脳の容量は4つなのですが、情報のかたまり（＝チャンク）をうまくつくることができれば、容量を使わずにたくさんの答えを用意しておくことができます。

チャンクをつくる**「チャンキング」**が上手な人は、それだけ短い時間で最善の答えに行き着くことができるのです。

たとえば、携帯電話番号は11桁ですが、「０９０」などを1つのかたまりにすると、覚える桁数を減らすことができます。この場合は、０９０というひとかたまりがチャンクです。

それぞれのチャンクを紐づけしていけば、容量に負担をかけずに記憶を増やしていくことができます。

将棋の棋士やチェスのエキスパートは、1000〜5000のチャンクを紐づけして記憶していると考えられています。

将棋のプロ棋士の脳活動を調べた研究では、チャンキングには、頭頂葉楔前部《ぜんとうようけつぜんぶ》が関係していると考えられています。この部位が損傷すると、よく知っているはずの場所で道に迷ってしまう「道順障害」という現象が起こります。このことからこの部位は、目で見た情報と実際の体の動きの情報を結び合わせるような働きをしていると考えられています。

私たちの脳では、通常ある特定の場所で特定の動線を通って行動すると、それが神経レベルで記憶され、これを組み合わせることで、場面に適した動線を使って効率よく作業することができます。この神経レベルの記憶の組み合わせがチャンクです。1つのことをそのまま記憶しているわけではなく、場面に応じて組み合わせを自由に変えられるので、脳の容量を使わずに柔軟に対応することができます。

将棋の棋士の脳で頭頂葉楔前部が働くのは、盤上という空間内で決められたルールのもとに駒が配置されるという性質から、将棋の手が、私たちの一つひとつの行動のように空間情報としてチャンクされていると推測できます。

そして、これらのチャンクの中から次の一手を考える際には尾状核《びじょうかく》が関与しているとされています。尾状核は、私たちの行動をパターン化し、習慣をつくる役割をしている大脳基底核（44頁参照）の一部です。

頭頂葉楔前部と尾状核を結ぶ回路は、**「直感回路」**と呼ばれています。**脳にとっての直感とは、複雑な問題を前にしたときに、単純な行動選択に用いている回路を利用することであり、その目的は神経にかかる負担、つまり認知コストを減らすことです。**この直感回路を使えば、それだけ脳は効率よく質の高い仕事ができるのです。

行動の組み合わせで管理する

「直感回路で認知コストを減らすことができる」ということを日常の些細な場面で体験してみましょう。

たとえば、ついつい夜ふかしになって慢性的な睡眠不足になっていたとして、睡眠時間を増やすために0時前に就寝しようと頑張るとします。金曜日の夜になると、1週間の仕事を終えた解放感から、「たまには夜ふかしをしたい、だらだらしたい、でも早く眠ったほうがいいのか」と葛藤することがあるでしょう。ここでの葛藤に認知コストがかかります。

そこで、**0時前に就寝する行動パターンをAとして、夜ふかしをして2時に眠るパターンをBとします。コンディションを整えたいときにはAを選び、翌日に重要なことがないときはBを選ぶ。**このように葛藤する場面を避けることができれば、認知コストは減ります。

パターンBを意図して実行していれば、就寝が2時より遅くなってしまうことは防げますし、翌日の就寝までずるずると遅くなってしまうことも防げます。

望ましい仕事のやり方をチャンキングする

1日の仕事を終えたら、行った手順に着目してチャンクをつくりましょう。

将棋の攻めや守りのように、うまくいった行動を1つのパターンとして保存します。

たとえば、**お客さんの意見を聞く、競合の少ない商圏を探す、**といった仕事上の概念的なルールを、**具体的な行動として保存します。うまく行動できたときほど、結果より手順を振り返って、それを頭の中でイメージ化したり、SNSに書いたり、人に話したりして言語化しましょう。**

ビジネスにおける定石や先輩から教えてもらったことなどもチャンクにすれば、直感回路はより素早く正確に最適な行動を見つけてくれるようになります。

チャンクを定着させる

チャンクをつくったら、その後には、ぼーっとすることと眠ること、そして翌日にチャンクを使うことで、そのチャンクは脳内に定着します。

チャンクは、神経が発火するパターンです。このパターンは、1回だけの行動ではつくられません。

チャンクがつくられるには、左の図のような過程が必要です。

チャンクがつくられる過程

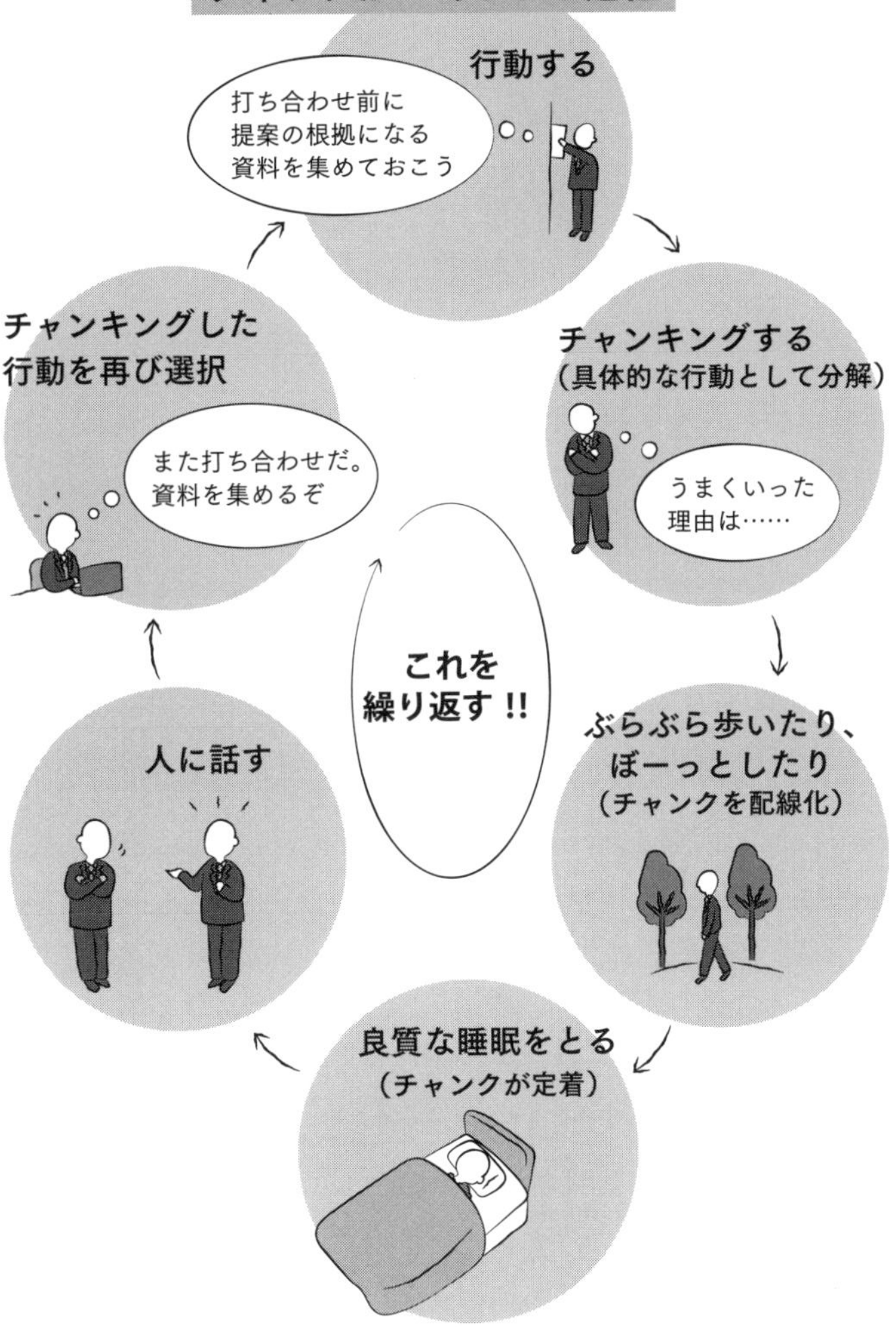

神経が発火するパターンを意図的に保存するためには、チャンクをつくった後、脳に配線をつくる時間を与える必要があります。

ぶらぶら歩いているときや、ぼーっとしているときに、チャンクは脳内で配線化され、眠っている間に定着します。

チャンクが配線化されるときに、神経の栄養因子であるグラニュールセルが生まれます。眠っている間に、神経はアポトーシスという働きで排除されますが、グラニュールセルが生まれた神経は排除されません。

こうして、余計な神経の枝葉は取り払われて、望ましい配線が定着していくのです。そして翌日以降に、一度出来上がったチャンクを言語化したときや使用したときには、直感回路が使われます。

「朝」日記で直感回路を太くする

神経の配線は、頻繁に信号が伝達されると太くなっていきます。

直感回路を太くするために試していただきたいのが、**「朝」日記**です。

日記は夜に書くものだ、と思われるかもしれません。その日のことはその日のうちに反省しておくべきだと学生時代から教えられているからかもしれません。

しかし、先ほどの睡眠中の脳の働きを考えると、**脳にとっての1日の終わりは就寝時ではなく、目覚めた後であることがわかります。**

そこで、1日の終わりを、脳の立場で区切ってみましょう。

夜に日記を書く習慣のある人には、日記がネガティブな内容になってしまう人が少なからずいます。書いているうちに、昼間の嫌な出来事を思い出して気分が高揚してしまい、寝つけなかったという相談もよくあります。

それに対して、**朝に書く日記にネガティブなことを書くことはあまりありません。なぜなら、不要な感情記憶は睡眠中に消去されているからです。**

朝に日記を書くことで、排除されずに残ったチャンクを強化しましょう。

再チャンク会話

チャンキングは、普段から練習することができます。

チャンキングは無意識で行われるものなので、望ましくない行動でも太い配線として残されてしまうこともあります。

無意識のチャンキングに気づきやすいのは、家族やパートナーとの会話です。毎日の会話によって、使われるセリフや会話のパターンが決まってきます。

これを、あえて再チャンキングしてみましょう。

普段自分が使う言葉を口にしそうになったら、同じ意味のことを違う言葉で表現してみましょう。

新しい言葉を使うことは、脳内の神経ルートの開拓です。ルートを開拓して新しく定着させることが鍛えられると、どんどんパターンを増やすことができ、直感回路で結び合わせる解決策をたくさん用意することができます。

「忘れるノート」をつくる

「忘れる」ということは、私たちにとっては受動的なように思えますが、脳にとっては能動的な現象です。

脳は戦略的に忘れることで、自身の高いポテンシャルを維持しています。たくさんのことを覚えておこうと抱え込むと、脳の働きは効率が下がります。

そこで、積極的に忘れる機能を持つ脳に合わせて、忘れる作業をしてみましょう。

書いて忘れる**「忘れるノート」**をつくってみましょう。

考えなくてもいいときにぐるぐる考えてしまうことは、いったん紙に書き出すと、書き出した後は考えなくなります。

日記を書く習慣がある人は、それは脳の外部記憶に情報を転送して、忘れるために書いていると位置づけてみましょう。

脳に負担をかけない「行動タグ」の活用法

脳の少ない容量をフル活用するために、チャンキングのほかに、もう1つ使える機能があります。それは、**「行動タグ」**と呼ばれます。

仕事でやるべきことを指示されたら、その指示された経緯を些細な出来事も含めてつなげて1つのストーリーにしてみましょう。頭の中でイメージ化しても言語化してもいいです。

日常の出来事には、いちいち記憶に残るほどのことでもない、些細な出来事がたくさんあります。それらの些細な出来事の記憶を使って重要なことを覚える仕組みが、行動タグです。文字通り、自分の行動にタグをつけて保存をしていくような働きです。

行動タグが保存されるとき、大きな出来事の記憶と些細な出来事の記憶が、海馬《かいば》のCA

1（記憶を司る海馬をさらに3つの領域に分けたうちの1つ）という領域で、重ね合わされています。

ある実験で、作為的に海馬の神経細胞の働きを操作する装置を使って、大きな出来事の記憶痕跡を抑制すると、行動タグをつくっていた些細な出来事も思い出せなくなりました。関係のない出来事の記憶が抑制された条件では、些細な出来事の記憶は消えませんでした。

このことから、**些細な記憶は、大きな出来事に付随して保存されているのではなく、大きな出来事の記憶を補足したり、それが薄れることを防ぐ役割をしている**と考えられています。

些細な記憶の網目を張り巡らし記憶同士を補足していくと、容量を使わずに重要なことを覚えておくことができます。

雑談で些細な記憶を言語化する

記憶の網目を密にするために、ふと思い出したどうでもよい記憶を言葉にしてみましょう。

そんなことを話しても仕方がない、と思わずに、「そういえばこんなことがあったのを思い出して……」と言葉にしてみると、いまの自分の考えのルーツがわかったり、いまの悩みを解決する糸口になることがあります。

論理的に思考を組み立てる力も必要ですが、どうでもいい出来事の記憶から有益な記憶を手繰り寄せる力も役立ちます。

他愛ないことを話す雑談が、クリエイティブな会議で積極的に用いられることがあります。この**雑談には、記憶同士を結び合わせて細かい網目のような行動タグをつくる効用があるのです。**

やったことを箇条書きにする

行動タグの働きを活かすには、**「やることリスト」をつくるよりも、「やったことリスト」をつくっていくほうが有効です。**

動物にとって行動タグは、食べ物が手に入る場所を覚えておく、という生存競争を生き残るための機能です。私たち人間も、自分の脳に「私は〇〇をした」という記憶を刻み込んで、未来の自分に役立つように残していきましょう。

やったことをリスト化してみると、今日の自分の行動が、目指すべき方向に見合っているかがひと目でわかります。

過去の記憶が明確な言語で残されると、それだけ未来の予測が立ちやすくなります。

前述したフィードバック誤差修正の負担も軽くなり、認知コストを少なくすることができます。

やるべきことに意識を向けるより、やったことを積み上げていくほうが、着実に前進することができます。

空腹を使って記憶を強化する

行動タグは、空腹ほど記憶されやすいことが明らかになっています。

生物にとって空腹は、移動をする動機でもあります。近くに食べ物がなくなってしまえば、リスクを冒して遠くまで移動するしかありません。

リスクを最小限に抑えるためには、移動した道のりを記憶することが必要です。

こうした事情から、**生存戦略として、空腹になると記憶力が高まる**と考えられています。直接、人間を対象にした実験で明らかになっているわけではありませんが、このような動物の機能が、人間にも備わっていると考えられています。

勉強中に小腹が空けば、つい何かつまむ物が欲しくなりますが、空腹な状態で勉強したほうが、記憶に残りやすいと考えてみましょう。

ダイエットもできて、一石二鳥です。

余計なことを考えてしまう「マインドワンダリング」への対策

仕事に集中できないとき、作業に関係ないことを考えてしまうことがあると思います。これは、「マインドワンダリング」と呼ばれています。


マインドワンダリングは、脳の疲労を引き起こすので、避けなければなりません。

マインドワンダリングは、意志の弱さややる気のなさから生まれるのではありません。

「仕事に集中できない」と相談を受けることがあります。「なんでこんなときにこんなことを考えているんだろう……っていうくらい、まったく集中できないんです。課題に退屈して考えが逸れたわけでも、何か邪魔が入ったわけでもないのですが。1日の仕事を終えるときに今日は何にもできなかった、と思う日ほど疲れています」というような相談です。

これは、何の関係もない考えが勝手に浮かんできて集中が奪われている状態です。

集中しているとき、神経は情報を伝達する際に、周りの不要な神経に電気信号が流れないようにしっかり絶縁し、狙った神経だけに確実に電気信号を届けています。

それに対して、マインドワンダリングでは、絶縁が不十分で、狙った神経以外の神経にも電気信号が逃げていきます。情報を伝達する効率が悪いので、認知コストが余計にかかります。

ぐるぐる考えていると、何もしていないのに疲れてしまったと感じるのはそのせいです。

私たちの脳が課題に取り組んでいるとき、その意識は次のどれかに向けられています。

①課題に集中して取り組んでいる
②課題に取り組むことには意識が向かず、課題そのものや自身のパフォーマンスについて考えている
③課題以外の、自分の体の変化や外の刺激に注意が向いている
④課題にも他の刺激にも関係なく、独立して思考が浮かぶ

この中の4つ目に当たるのが、マインドワンダリングです。

マインドワンダリングを避ける

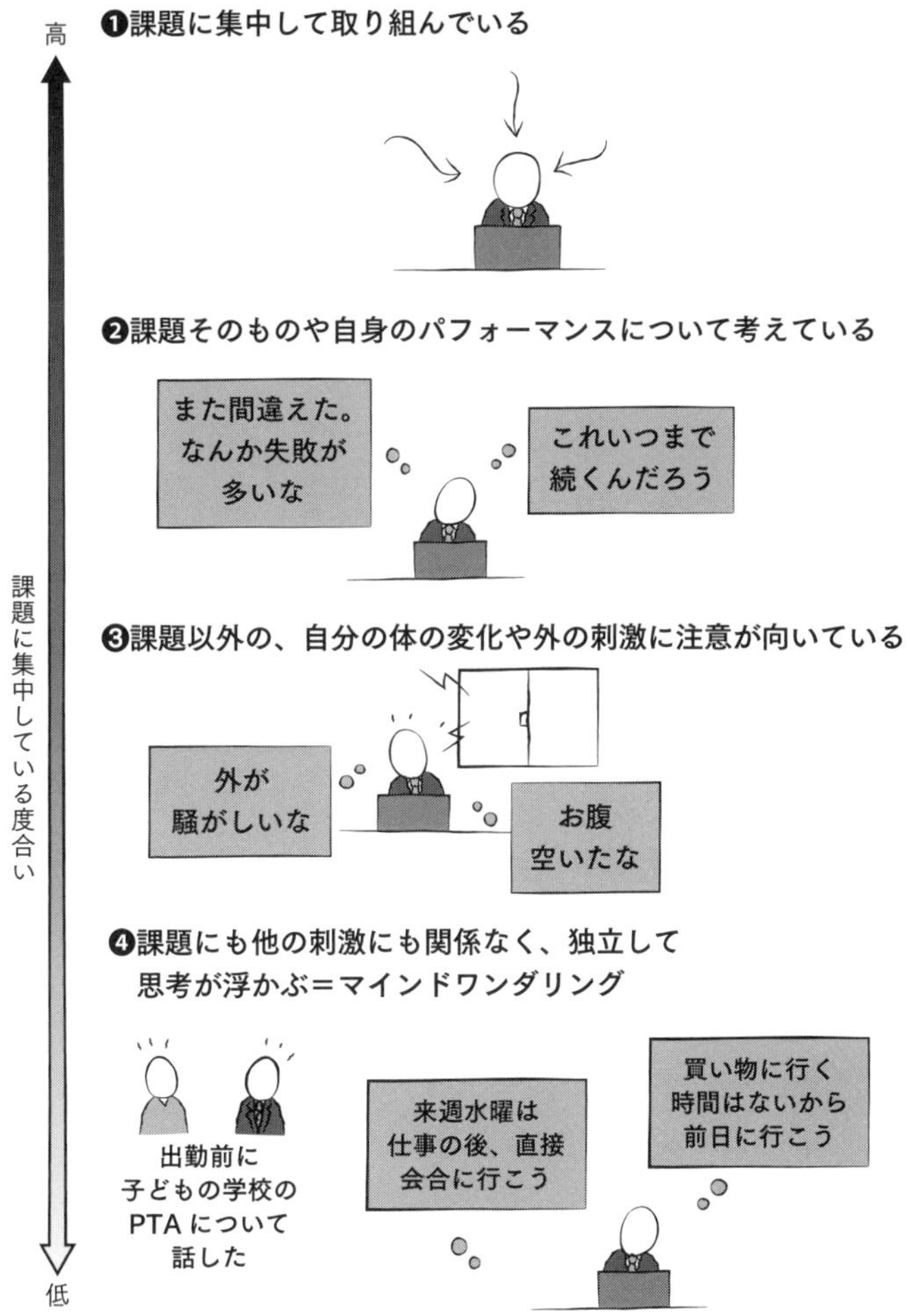
高
低
課題に集中している度合い
❶課題に集中して取り組んでいる
❷課題そのものや自身のパフォーマンスについて考えている
また間違えた。なんか失敗が多いな
これいつまで続くんだろう
❸課題以外の、自分の体の変化や外の刺激に注意が向いている
外が騒がしいな
お腹空いたな
❹課題にも他の刺激にも関係なく、独立して思考が浮かぶ＝マインドワンダリング
出勤前に子どもの学校のPTAについて話した
来週水曜は仕事の後、直接会合に行こう
買い物に行く時間はないから前日に行こう

2250人を対象にマインドワンダリングがどの程度起こっているかを調査した研究では、**1日の活動時間のうち46・9%の時間に、マインドワンダリングが起こっていました。**

また別の、124人の学生を対象にした調査では、1日のうち30%の時間でマインドワンダリングが起こっていたといいます。

研究によって数字に差はありますが、1日の活動時間の3割強を、私たちはマインドワンダリングに費やしています。

ただ、トレーニングによって余計なマインドワンダリングを避けることはできます。

作業に集中できる脳波をつくる

マインドワンダリングになっているときの脳波を調べた研究があります。

その結果では、シータ波（4〜7Hz）とデルタ波（2〜3・5Hz）の強さが増加し、アルファ波（9〜11Hz）とベータ波（15〜30Hz）の強さが低下していたそうです。

脳波は、Hzの数字が大きいほど、覚醒している状態を示します。

マインドワンダリングのときの脳は、覚醒度の高い脳波が減り、覚醒度の低い脳波が増えている、つまり、ぼーっとして半分眠っているような状態だといえます。

ぐるぐると考えている割に答えが見いだせないのは、脳波からも明らかなわけです。

たとえば、本や文書を読んでいるときにマインドワンダリングが起こると、一つひとつの単語に注意をする時間が長くなります。とくに、登場する頻度が少ない単語ほど、見ている時間が長くなります。

また、文字を読んでいるときは、通常、遡って内容を確認する視線逆行が見られるのですが、マインドワンダリングのときはこれが減ります。

要するに、**文字を読み進めるのに時間がかかり、読み進めているのに内容が把握できていない、**ということです。

これでは作業時間の割に成果は上がりません。

まずは、マインドワンダリングが誰にでも起こり得ることだと認識し、これから紹介する方法でマインドワンダリングをストップしていきましょう。

作業を細かく区切る

作業によって脳が疲労してくると、脳波が低下しマインドワンダリングが起こります。これを防ぐために、作業時間を細かく区切ってみましょう。

私たちの脳は、実は長く集中することができません。**一定の脳波を保つことが集中を持続している状態だと仮定すると、その長さは４分半。**とても短いです。

別の用事が頭に浮かぶまでが集中している状態だとすると、**脳は16分に１回は別の用事を考えています。そして集中力の限界とされているのが90分です。**

書類をつくろうとしているのになかなか集中できないと感じたら、**複数の作業を用意して、それを5分や15分という区切りで切り替えながら取り組んでみましょう。**

スポーツのサーキットトレーニングのように、別のメニューを順繰りにこなすイメージです。このとき、**作業中に別の作業には手をつけず、あくまでもシングルタスクにするのがポイントです。**

作業が細かく区切られると、疲労してくる前に別の作業が始まるので、マインドワンダリングが起こる隙がなくなります。

あらかじめ考え事を用意しておく

マインドワンダリングで認知コストがかさむのは、いろいろなことをとりとめなく考えてしまうからです。

そこで、**仕事とは無関係な考え事を意図的に用意しておき、マインドワンダリングが起こったら、その考え事を持ち出すとすぐに仕事に思考を戻すことができます。**

マインドワンダリングでは、未来のことについて思考しているのがほとんどです。

たとえば、出勤前に夫婦で、子どもが通う学校のＰＴＡ役員の仕事について話をしたとします。それが仕事中に浮かんできて、「来週の水曜日は会社を出たら直接会合に行くか。でも夕食をつくっておかなければいけないし。買い物に行っている時間はないか。前の日に買い物に行けるかな。そういえば週末は親戚が来るんだった。うちで昼食をとるんだろうな。何をつくればよいか……」と、こんな感じで、1つの考えることから派生して、決まっていない未来の行動について、どんどん考えが浮かんでくるとします。

マインドワンダリングのように、意図的でなく考えている場合は、考えは焦点化されずに連想が起こります。何か考えるべきことが1つあると、他の未確定なことが連結して浮かんできてしまうのです。

ただ「未確定だ」という共通点から連想されているだけなので、1つずつ予定を決めて確定していくような思考はできません。ですから、考えに時間を費やしているのに、何も解決はしません。


そこで、あらかじめ考え事を用意します。

たとえば、「週末に来客があるから新しい料理に挑戦してみよう」という考え事を用意したとします。

仕事中に何か考え始めたら、「何をつくろうかな」と考えを巡らします。意図的に考えてみると、「そうだ、最近蒸し料理をしていなかったからしまってあったせいろでも出してみようかな」という感じで具体的な行動の思考がされます。

すると、同じように連結するのですが、「蒸し料理だったら放っておいてもできるし、大勢で食べるときもいいかも。どうせだったら天津とかやってみようかな。つくり置きして蒸すだけにしておけば、会合に出る日はそれで済ませることもできるし……」と、こんな感じで、自分の未来の行動を確定していく思考に持っていくことができます。

移動中や1人で食事をするとき、それほど重要ではない会議中など、意図しない思考で疲れそうな場面を思い返し、その場面に臨むときには、「今日はこれを考えるようにしておこう」と決めてみましょう。

1日の3割強もとられるマインドワンダリングの時間を無駄にせずに済みます。

「考え事タイム」をつくっておく

ランダムに現われるマインドワンダリングを、1つの時間にまとめてしまうのも良い方法です。

マインドワンダリングが問題なのは、それをすべきでないタイミングで浮かんでくるか

らです。

商談に行ったときやわざわざお金を払って映画を見に行ったときに、ぐるぐる考え事が浮かんでしまう。こんなタイミングの悪さに対策しておきましょう。

もともと考え事をする時間を用意しておけば、この問題は解消できます。

たとえば、「朝はバタバタ忙しいし、ランチは話をしていないといけない。帰宅中は残してきた仕事のことを考えているから、子どもを寝かしつけた後の30分を考え事タイムにしよう」と、こんな感じであらかじめ好きなだけ考え事ができる時間帯を設けておきます。

仕事中に何か浮かんできたら、「あの時間に考えに浸ろう。いまやるよりはどっぷり浸れそうだ」と先延ばしにします。

時間が用意されていると、意図的に思考をすることができるので、不適切なタイミングで思考してしまうより主体的に考えることができます。

この「考え事タイム」をつくったなら、その時間に考えることを用意するのはやめてみましょう。

先ほど、「あらかじめ考え事を用意しておく」という方法をお話ししましたが、これはランダムに考え事が現われたときの対処です。

時間を限定することができたら思考は自由にしましょう。考え事を限定するか、タイミングを限定するか、どちらか1つならば実行しやすいです。

時間を限定したら、ぼーっと考え事をすることを悪いことだと思わずに、とりとめなく考える時間を楽しんでみましょう。

「考え事を避ける」というむずかしいミッションに取り組む

「考え事を避ける」という作業を能動的に行ってみましょう。

考え事が浮かんできて、それを考えないようにしようとするのは受け身の姿勢です。それに対して、仕事のやり方を変えるために、脳波を変えようと能動的な姿勢で臨んでみましょう。

考え事を避けることは、誰にとっても決して簡単ではありません。

「考え事を避けるのはむずかしいことだ」ということを前提にしてみましょう。**思考のコントロールは、外からは見えない内的なものですが、仕事のやり方を変えるには、この内的な変革も重要です。**

メタ認知（72頁参照）を使って、自分の脳に集中させたり、ぼーっとさせたりするというように、客観的な立場で臨んでみましょう。

アウトプットに時間を割く

マインドワンダリングのせいで頭に入らなかった情報は、自らアウトプットすることでその不足分を補いましょう。

1人で悶々と考えていたときにはすごく大きな問題だと思っていたのに、いざ人に話してみたら1分で終わってしまった、というような経験があるかもしれません。

ぐるぐる思考するのは、浮かんでくる考えの筋道が立っていかないからです。ひとたび筋道を立てようとすると、話が戻ったり、前の話が覆ったりすることはなくなるので、スッキリまとまってしまいます。

また、**マインドワンダリングは、文字を追っている最中に起こりやすいです。**読むだけでは、「読んだ」という行為をしていただけで、別のことを考えていたということも起こります。

そこで、考えたり読んだりしたことを積極的にアウトプットしてみましょう。**実際に話をしたり、日記やSNSで言語化してもよいと思います。**

アウトプットは人に情報を伝えるために行うと思いがちですが、自分の脳内の情報をつなぐ役割が大きいです。

アウトプットをしてみると、どこがわかっていないのか、何をうまく言語化できないのかが再認識できるので、次にインプットするときには目的が明確になります。

休日にダラダラしそうになったら手作業に没頭せよ！

休暇を取ったら、ただ休むだけではなくぜひ手作業を重視してみましょう。

脳は「何もしない」ということがありません。休暇を取るということは、何か別の作業をするということです。

脳が行う生産作業には、大きく分けて2つの作業があります。

実際に体を動かし、その作業が上手にできるように体の動きを組み立てる「実作業」と、体はあまり動かさず、脳の中の思考をまとめていく「知的作業」です。

この両者は、使っている部位が異なります。

実作業は、脳の後ろに位置する頭頂葉が中心に働きます。見る（視覚）、聞く（聴覚）、動く・触る（体性感覚・触覚）が頭頂葉に集まり、脳の外で起こった出来事を脳内で理解し、それに対して働きかけるように体を動かす。そして、体が動いたことで得られた感覚で次の動きを決める。このような過程で行われています。この作業は、実感覚を伴っているので、現実を扱っています。

一方で、知的作業は、脳の前に位置する前頭葉が中心に働きます。脳の横に位置する側頭葉に貯蔵された過去の記憶を検索し、目的を満たす思考をします。この作業は、脳内だけで行われるものなので、仮想現実を扱っています。

この両者は、お互いに干渉し、抑制し合う競合関係にあります。

実作業で現実が優位になっているときは、仮想現実を扱う思考は抑制され、ぐるぐると思考して仮想現実が優位になっているときは、実際の作業によって得られる現実的な感覚は抑制されます。

仕事中はずっとＰＣに向かっているという人は、脳の働きは前頭葉に偏ってしまいます。このバランスを戻さないと、脳内で仮想現実が暴走してしまい、実際には起こっていないことについて悩むことや、的が外れた思考をするようになります。

休暇では、頭頂葉が中心に使われる手作業を丁寧に行ってみましょう。

アウトドアや制作などの趣味がない人でも、大丈夫です。**手作業は家事でも十分です。いつもは時間をかけない家事を丁寧に行いましょう。**


また、洗車や靴磨きのような成果がわかりやすい作業でもOKです。手作業に没頭しているときは、無駄な思考は起こりにくいので、頭がスッキリするはずです。

能動的に感覚を使う

頭頂葉をさらに機能させるために、能動的に感覚を使ってみましょう。

視覚でも聴覚でも触覚でも、感覚は「能動」と「受動」に分かれます。

たとえば、スマホで情報を見ているときは、スクロールしたときに現われた画像や広告に目が行っているので受動視覚が使われています。

それに対して、動物園や水族館での生き物の観賞や、自然の中を歩いているときには、自分の興味が湧いた対象に目を向けている能動視覚が使われます。

目をこらす、耳をすます、手触りを感じる時間をつくると、脳は現実的な感覚から次の行動を命令しやすくなり、活動量が増えます。

一方で、予測と実際のフィードバック誤差修正が少なくて済むので、認知コストが少ないです。

画面上の情報だけでなく、実際に行動したときに、「たくさん動いた割には疲れなかった」と感じるのはこのためです。

スマホよりも読書。ながら聴きではなく音楽だけをしっかり聴いてみる。ベース音やドラム音だけに注目して聴いてみる。肉や魚を切り身ではなくかたまりやまるごと買ってさばく。このように、普段手間がかかって省いていることをあえて休日に行うだけでも、さまざまな能動感覚を確保することができます。

第4章

仕事の質は脳が働きやすい環境で決まる

いつでも集中できる「場所」はこうしてつくる

脳にとって「場所」とは、あなたの行動や感情を記憶する基準です。作業をする場所をうまくつくることができれば、うまく脳を集中に導くことができます。

脳が場所を把握するのは、まず景色を見るところから始まります。

視覚映像は、脳の中では2つの経路に分かれて処理されます。脳の内側を通る腹側路《ふくそくろ》と外側を通る背側路《はいそくろ》です。腹側路は、「見えた物が何か」を情報として扱います。それに対して背側路は、「どこに見えるか」という場所情報を扱います。

この2つの経路で情報が処理されて、「どこに何が見える」という景色が脳内につくられます。

脳内の場所情報は、一時的に海馬という記憶を司る場所に保管されます。この海馬には、場所情報を取り扱う特定の部位があり、場所の情報は神経細胞レベルで記憶されています。
この場所情報と緊密な連携がとられている部位に、扁桃体《へんとうたい》という部位があります。扁桃体とは、文字通りアーモンドのような形をしていて海馬の前にくっつくように配置されています。扁桃体の役割は、快か不快かという感情を取り扱うことです。

海馬と扁桃体の連携により、ある場所と、そこで体験した出来事、それに付随する感情がセットで記憶されます。

たとえば、あなたがいつも座ることがない場所で作業をしていて、その隣に、以前部署が同じだった気の合う同僚が座り、ちょっと世間話をしてから作業をしたとします。
このような体験をすると、あなたの脳内では、久しぶりに同僚の顔が見られてうれしいという感情や、同僚の仕事ぶりに刺激を受けてやる気になるという気持ちが、その場所の景色とセットになって記憶されます。

脳は同じ場所で同じ行動を再現する

同僚から刺激を受けた次の日に、また同じ場所に行こうとすると、その場所に行く前から、あなたの脳内では、「そこに座ってやる気が出た」という記憶をもとに、やる気をもって作業をするように、準備して臨みます。

あなたは、この働きによって、前日に体験したやる気を再現することができます。

過去の記憶をもとに、前もって準備して行動に臨む働きは、「フィードフォワード」と呼ばれます。フィードバック誤差修正（82頁参照）でかかる認知コストを少なくするために、あらかじめ行動の結果を予測し、予測と大きく外れない情報は無視することで省エネを図っているのです。

ただ、フィードフォワードは、必ずしも良い方向に機能するわけではありません。

たとえば、あなたが仕事でミスをして、上司から怒鳴られてしまったとします。感情が強く動かされる体験は、その場所情報と強く結びつきます。するとあなたは、翌日に同じ場所に行くことを考えると憂鬱な気分になり、ひどいときには、頭では、仕事に行かなければならないことはわかっていても足がどうしても向かないということを経験します。これもまた、フィードフォワードの働きによるものです。

フィードフォワードとは？

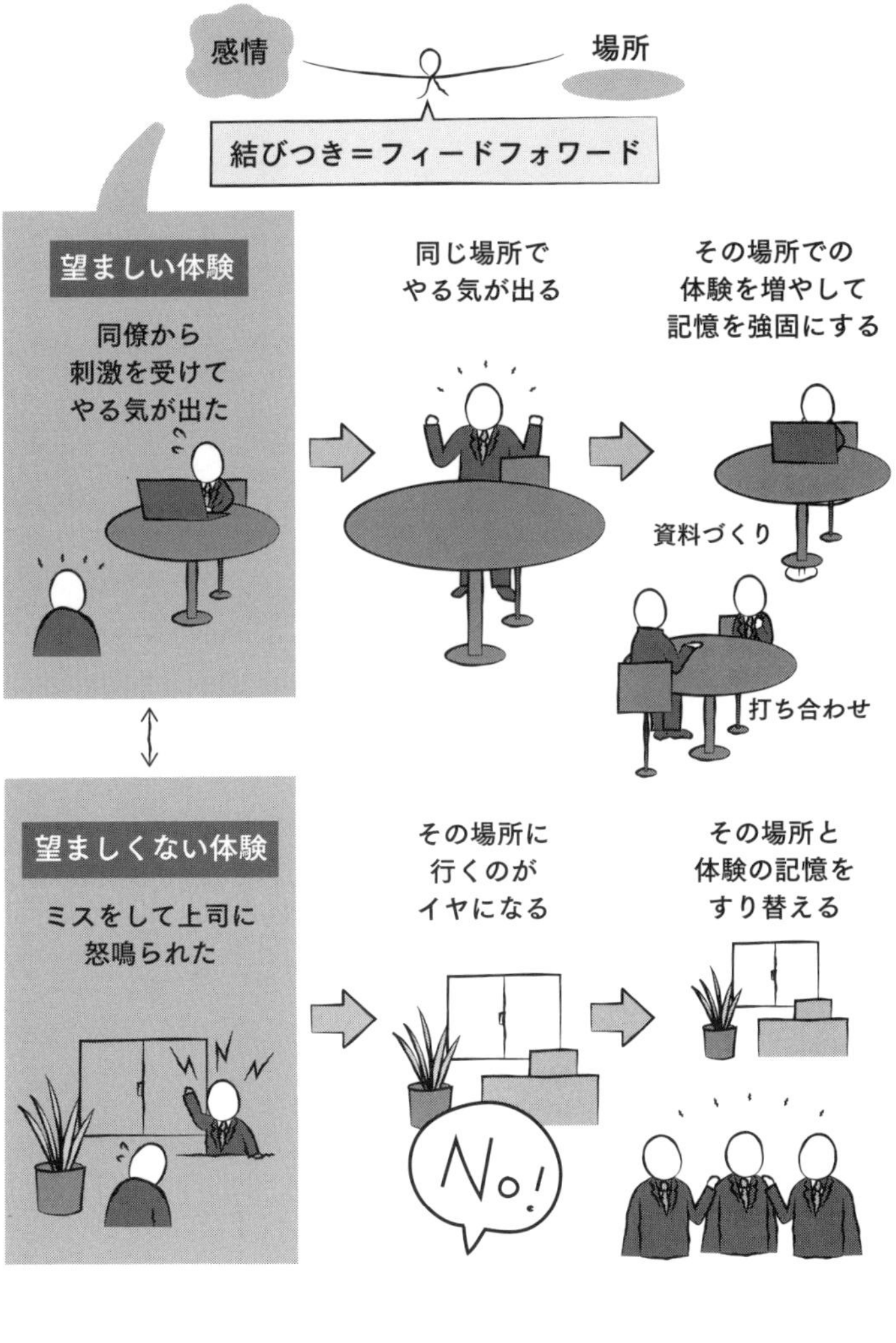
感情
場所
結びつき＝フィードフォワード
望ましい体験
同僚から
刺激を受けて
やる気が出た
同じ場所で
やる気が出る
その場所での
体験を増やして
記憶を強固にする
資料づくり
打ち合わせ
望ましくない体験
ミスをして上司に
怒鳴られた
その場所に
行くのが
イヤになる
No!
その場所と
体験の記憶を
すり替える

仕事の環境を整えるには、このフィードフォワードを意図的にうまく使うことが大切です。

望ましい体験をしたらその場所での体験を増やして記憶を強力に固定し、反対に望まない体験をしたら、その場所と体験の記憶をすり替える。こうすることで、未来の自分の行動がうまくいくようにサポートするのです。

場所と作業を能動的に組み合わせる

まずは、シンプルな場所と出来事のセットをつくってみましょう。

自分が一番やりたいことをする場所をつくり、それ以外のことはそこで行わないようにします。

仕事でも仕事以外のことでも、何かについて勉強していて、その記憶をしっかり残したいと思ったら、「その勉強しかしない場所」を1か所つくってみてください。

「そこではその勉強しかしない」と決め、もし途中でスマホを見たくなったら席を立ちます。隣の席に移るだけでも大丈夫です。スマホを見終わったら、スマホはその場に置いて、

「勉強しかしない場所」に座ります。

同様に、お菓子を食べる、昼寝をする、雑誌を見るなど、とにかく勉強以外のことをするときには、席を立ちます。

このようにすると、まず、「勉強しかしない場所」から見た空間情報が海馬に保存されます。さらに、勉強を進めていく中で生じる快感情（わかった！とか、できた！という感情）が扁桃体に保存されます。そして、それらが重ね合わせられて、長期保存されるのです。

「勉強しかしない場所」に座ると、前にそこで学習したことも思い出しやすくなります。

不適切な記憶は残したくないので、勉強に集中できないと感じたら、躊躇なく席を立ちましょう。

２つの作業場所をつくる

集中が続きにくいならば、作業場所を２つ用意してみましょう。

集中が続かない人の改善策には、私たちが集中するためのヒントがあります。これは、集中が続かないと見られがちな、注意欠陥・多動性障がいの子が、授業に集中できるようになったというエピソードです。

授業に飽きて、途中で別のことを思いついてすぐ始めようとしてしまうので、自分の席に座っていることができませんでした。そこで、その子の席をもう1つ用意して、その席にならば移動してよいということにしたところ、授業中に他の場所に行かずにどちらかの席に座っていられるようになったそうです。

そこで、**集中する席を2つ用意しておき、作業中に別のことを考え始めたらすぐにもう1つの席に移ります。そこでの作業でもまた、集中が途切れてきたら元の席に戻ります。**

とにかく、席に座っているときに「集中していなかった」という記憶をつくらせないようにしてみましょう。落ち着きがないという印象かもしれませんが、同じ席に座って注意が散漫になっているよりもずっと、集中して良い時間が過ごせます。

整理整頓で認知コストを下げる

整理整頓は、脳の省エネ設計に見合った戦略です。

散らかっているデスクは、ジャンルや用途に関係なく物が置かれています。目を向けるたびに、違う物が見える。気にしていなかったことが気になる。こんな状況では、脳は「あれもやらなきゃいけないんだった。でもいまはやらずにガマンガマン」という感じで、いちいち不要な視覚刺激を抑制しなければなりません。

何かをやるより何かをやらないようにする、つまり抑制するほうが脳はエネルギーを消費します。

いつも同じものが同じ場所に置かれているデスクでは、景色を分析することに認知コストは使わずに済みます。片づけややり忘れている仕事の処理が、行動の選択肢としてちらつくことがないので、いちいち派生していく神経活動を抑制する必要がありません。

仕事上使う物を最小限にしてみましょう。まずはインクがなくなったボールペンや使わないメモ帳など、引き出しを開けるたびに目に入る使わない物を処分するだけでも、認知コストを下げられます。

実は、フリーアドレスはひらめきやアイデアが生まれやすい

物が置きっぱなしになる場所は、脳の立場から捉え直すと、「ひらめきが起こりやすい場所」ともいえます。

たとえば、フリーアドレスが導入されてしばらくすると、共有の場所に物が置きっぱなしになる、ということが起こります。

もしあなたが、物を置きっぱなしにしがちならば、それは、整理整頓ができないだらしない性格だとか、仕事の緊張感が足りないといった問題ではありません。突然のひらめきによって、衝動的に次の行動に移る傾向があるということです。

物が置きっぱなしになる場所の周りを見てみましょう。そこは、普段目にしない物が見える、人の会話が聞こえやすい場所かもしれません。他部門の人でも座りやすい場所で、利用するメンバーが固定されにくいのかもしれません。その場所の要素を分析してみると、

あなたがひらめきやすい環境がわかります。

フリーアドレスは、どこでも好きな場所を仕事場にできますが、社員の方々にとっては、仕事しやすい場所とそうでない場所があります。

「この場所では仕事に没頭できる感じがします」

「息抜きをしにここに来て雑談をしていると、いいアイデアがひらめくことがあります」

このように、社員の方々に作業場所について話を聞いてみると、仕事の種類によって最適な場所があるそうです。

集中するには、余分な刺激が見聞きできないほうがよいですが、アイデアがひらめくときは、集中しているときではありません。

脳に情報を貯め込んだ状態で、関係ないことをしていると、脳は情報を整理するネットワークに切り替わって、新しい神経のつながりがつくられます。

アイデアがひらめきやすい場所、というのもまた、条件があるのです。

フリーアドレスをすべてフリーだと考えずに、作業の性質によって場所を区分してみると、自分の努力だけでなく、場所の力も借りて良い仕事ができます。

集中、ひらめき、単純作業という感じで、自分の仕事をジャンル分けし、それぞれの仕事がうまくできたエピソードを遡って、最適なエリアを用意してみましょう。

偶然の出来事をつくりすぎない

脳にとっては、予測できる状況と偶然の出来事が半々くらいの環境が最適な仕事環境です。

フリーアドレスになると、普段会話することが少ない部署の人と交流することが増えます。コミュニケーションが活発になると、自分だけでは思いつかなかったことをひらめくこともあります。

ただ、さまざまな人と話をすることで疲労してしまうこともあります。

フィードフォワードは、記憶をもとにあらかじめ出来事を予測し、予測に近い情報には反応しないようにしています。この「反応しない」働きは、**「順化《じゅんか》」**と呼ばれています。

順化によって、想定内の出来事や慣れた出来事に対しては脳の働きは抑えられています。

偶然の出来事では、予測を大きく外れるので、普段順化によって抑えられていた反動で大きなエネルギーが使われます。これは「脱順化」と呼ばれます。いつも同じ環境で仕事をしていて、久しぶりに会った人と話をすると気分が高揚したり一気に頭を使うような感じになったりするのは、脱順化によるものです。

脳は、偶然の出来事があると脱順化によってテンションが上がるということを知っておきましょう。**メタ認知で脱順化を認識していれば、テンションが上がったときに思いついたことが必ずしも重要なこととは限らないと、自分を制御することができます。**

脱順化は大量のエネルギーを消費するので、脳が疲れてしまいます。常に、刺激のある活発な環境をつくろうとすると、ただ疲労してしまうこともあります。

仕事の環境を整えるために、**予測が立ちにくい仕事に取り組んでいるときにはいつもの場所でいつもの人たちと仕事をし、安定して同じ作業をしているときに新しい環境に身を置いて、順化と脱順化のバランスをとりましょう。**

嫌な出来事の記憶を自分ですり替える

良い環境をつくるために、その環境が良いという記憶をつくろう、と考えてみましょう。逆に嫌な記憶は、良い記憶にすり替えてしまいましょう。

扁桃体と海馬による「嫌な記憶」は、再度思い出すことによって、扁桃体での嫌な感覚が増幅して、余計に嫌に感じられてしまうことがあります。

それで思い出すたびに嫌になっていくわけですが、これも自ら記憶を再構成することで、嫌な気持ちを増幅しないことができるでしょう。

体験したことを別の言葉で表現し続けていれば、それだけで記憶のすり替えは起こり得ます。

80頁で述べたように、言葉は、脳にとっては記憶の「検索ワード」になっています。

私たちの脳は、体験したことをすべて記憶していますが、すべての記憶を思い出すことはできません。ある記憶にたどり着くには、その記憶に関することを要約した言語が必要です。該当する言葉が見つかると、すっかり忘れていた記憶が思い出されます。普段自分が使う言葉は、自分の記憶に大きな影響を与えているのです。

嫌な体験に対して、それを言語化せずにいたり、嫌だったことだけを言語化していたりすると、嫌な体験はますます嫌な記憶として残ります。

そこで、**嫌な体験をした場所に、その場所で起こった別の出来事を結びつけて、脳内でのつながりを書き換えていきましょう。**

私たちが持つ記憶はすべて、全体の情報のうちの一部にすぎません。それらの情報の中には、有効に活用されていない記憶、無自覚に避けている記憶も含まれます。これらを都合よく切り取って再構成し、目的に合わせた出来事の記憶をつくっていくのです。

立って作業する

職場のフリースペースやカフェに、スタンディングテーブルがあったら、いつもの仕事を立って行ってみましょう。

日本人の成人が1日平均7時間座っている、という調査結果があり、座っている時間数は世界で一番長いとの指摘もあります。1日の座っている時間が4時間未満の人に比べて、8～11時間の人は死亡リスクが15％増加、11時間以上になると40％増加というデータもあります。これには、筋力の低下によって血流や疲労物質が溜まりやすくなること、むくみや倦怠感が増すことが日常的になり、将来の心臓疾患や高血圧を招くことが背景にあります。

これら健康リスクを防ぐこと以外にも、立位での作業にはメリットがあります。立って作業をした人からよく聞くのが、**余分な作業をしなくなる、**ということです。

「座っていたときはネットで情報をいくらでも見ることができたんですけど、立ちっぱなしで作業をしていると余計なことをしていると疲れてしまうので、かえってやるべきことがすぐに終わります」

このような話から、作業環境として姿勢も変えてみると、健康への弊害も余計な作業も防げます。

脳のネットワークの切り替えを意識する

脳の2つのネットワーク、**「実行系ネットワーク」**と**「デフォルトモードネットワーク」**の切り替えを意識して作業を区分してみましょう。

脳の働きを担うネットワーク（複数の部位で構成させる働き）には大きく2種類あります。**情報収集をしたり作業に集中していたりするときに働く実行系ネットワークと、ぼんやりしているときに働くデフォルトモードネットワークです。**

デフォルトモードネットワークでは、脳内に取り込まれた情報をつないだりカテゴライズする働きをしていて、この働きを経て、神経の接続配線が変わり、新しいアイデアが生まれます。

アイデアがひらめくまでは、次のような過程があります。

PCやスマホで情報を見続けているときは、実行系ネットワークが起動しているので、これだけでは脳内の情報はまとまらずひらめきません。そこで、席を立ってぶらぶら歩いていると、デフォルトモードネットワークに切り替わり、先ほど入手した情報が脳内でつなぎ合わせられて「こうしてみればいいかも」とアイデアが浮かびます。そして再びデスクに戻って、実行系ネットワークを使ってアイデアを言語化するという過程です。

脳のこのような仕組みに従うと、**入力↓ぼんやり↓出力、という作業を1セットにして配分するのが、最も効率の良い仕事の仕方**ということになります。

会社の決まったデスクで仕事をする場合、これを実現するのはむずかしいかもしれません。会議のスケジュールが詰まっていたり、ぼんやりできるタイミングで新しい仕事の依頼が来ることもあり、自分のタイミングで脳内ネットワークを切り替えることができないこともあると思います。

まずは、自分裁量でできる資料づくりや、プライベートな時間の勉強や調べ物で試してみてください。**ずっと作業をし続けるやり方から、途中で区切ってぶらぶら歩いたり手作業をして、また仕事に戻る。**もしテレワークならば、これがかなり役立つと思います。脳のネットワークの切り替えを意識して環境を変えてみましょう。

脳の2つのネットワークを切り替える

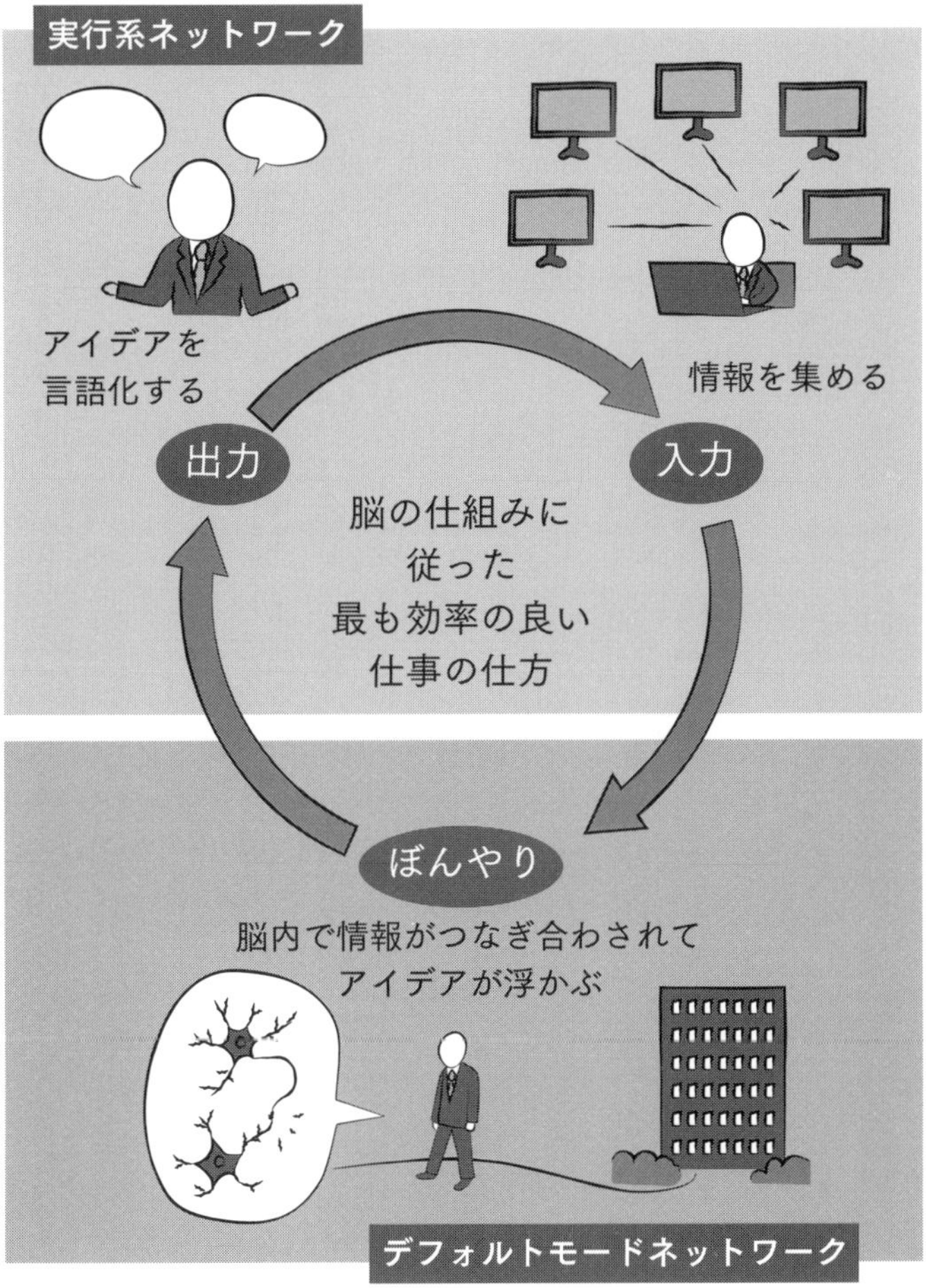

「だんだんわかってきた」とつぶやく

作業をするときには「だんだんわかってきた」とつぶやいてみましょう。

ひらめきを必要とする洞察問題の成績と、そのときに抱いている感情との関連を検証した実験では、「うれしい」「楽しい」「ワクワクする」などの快感情が、ひらめきを生みやすいという結果が出ています。

問題解決に取り組んでいるときには、「だんだん正解に近づいている」と高揚感を持つことで、正解へとたどり着きやすくなり、かつ、正解が示されたときに納得感が高くなることが示されています。

ポジティブな気分になっているときには、脳では前部帯状回（ＡＣＣ）の活動が高まります。ひらめきが生じやすいときにも、この部位の活動が高まっていることが知られています。課題を行っているときに、ポジティブな気分をつくることができれば、ひらめきに近づけるということです。

学生を対象に、課題中にどんなことを頭の中でつぶやいていたか（考えていたか）を調べた実験では、課題中にひらめく学生は、問題を解いているときに「これはこの間の○○が使える」「この問題は○○に似ているな」と頭の中でつぶやいていました。

一方で、ひらめきが起こらず課題の成績が悪かった学生の頭の中では、「だめだ」「全然わからない」とつぶやかれていました。

課題に対してわかるところを見つけて、もうちょっとでわかりそう、というワクワクする感情を抱くことがひらめきを促すという結果が得られているのです。

新しいプロジェクトに取り組むときは、「どうすればいいんだろう」「ちっとも理解できない」とつぶやかずに、**どんなに細かいことでもよいので1つでもわかることを見つけて注目し、「だんだんわかってきた」「これは○○に似てるな」と意図的につぶやいてみましょう。**

他人の仕事ぶりを見る

ひらめきやすい環境をつくるには、他人の仕事を客観的に見る機会が役立ちます。

スポーツにおけるひらめきでは、自分がプレーしているときには気づかないことに、観客席でプレーを観戦していると気づくことが明らかになっています。

同じように、学習場面でも、自分が課題に取り組んでいるときよりも、他人が取り組んでいるところを見ているほうがひらめきやすいという結果が得られています。

使ったことがないデバイスを前にして、みんなでどう使うかを試している場面を想像してみてください。自分が操作しているときには「ん？　どうやってやればいいんだ？」となるのに、人が操作している場面を見ていると「わかった！　ちょっと貸して！」とひらめいたことがありませんか？

自分が思考を組み立てるときには、それまで試行してきた道筋にとらわれてしまいますが、他人事だと思って見ていると、思考過程への固執が起こりにくいです。

自分の行動を他人事のように観察するメタ認知は、１つの思考に固執しないため、ひらめきを促すのに役立ちます。

社内の決まった人たちの決まった行動ではなく、フリースペースを利用して働いている人やカフェで仕事をしている人を見る機会をつくってみましょう。これが、自分の行動を他人事に置き換える絶好の機会になります。

遠い未来を描く

ひらめきのためには、遠い未来を描く思考が有効だということが明らかになっています。ひらめきをテストする洞察課題では、翌日に課題に取り組むイメージをした場合と、1年後に取り組むイメージをした場合では、1年後のイメージをしたほうが、成績が良いという結果が得られています。

ひらめきには抽象的な視点が必要であり、遠い未来のような具体的なイメージがしにくい設定のほうが成績の向上につながったと考えられます。

抽象的な視点は、意図しないと持つことができません。

ぼんやりと未来のことを思考しているときの時間軸の調査では、数日先のことを考えているのが全体の31％、翌週のことを考えているのが27・5％で、数日から1週間後までの近い未来のことを考えているのが6割弱を占めます。近い未来のほうがイメージは強いので、意図しない限り、近い未来の思考に引っ張られると考えられるのです。

これからの働き方では、**働くことは生きることの手段の1つであり、どんな将来にしたいかを描きながらそれにつながる仕事をしていくという考え方が求められます。**

たとえば、テレワークになって家にいる時間が増えると、家の位置づけが変わってきます。ただ帰って眠るだけだった場所が、快適に過ごしたい場所になるので、おのずと10年、20年後に住む場所、そのときの家族の年齢にも思考が巡ります。これが遠い未来を描く思考であり、その思考ありきで仕事のことを考えるので、目の前の仕事より先を見通す機会は増えます。

自分の足場から「働く」という行為を客観的に見ることができるのも、仕事の環境を変える利点だといえます。

次の人にアドバイスするつもりで振り返る

仕事をしているときには、常に、次の人に仕事を引き継ぐつもりで臨んでみましょう。

ある実験では、パズル課題に取り組むときに、「次に同じ課題に取り組む人にアドバイスをするつもりで」というルールで5分間課題に取り組んだ後、どのように取り組んだかを振り返って言語化してもらったところ、ひらめきの成績が向上しました。

　これもメタ認知と関係があります。仕事を自分だけで抱えるのではなく、チームのメンバーで共有しながら取り組むようにするには、自分がやった仕事や工夫したことを次に担当する人に伝える必要が生じます。

　自分の行動を客観的に振り返って、それを誰でもできるやり方として標準化する。この作業は、決まった場所に行きさえすれば仕事が成立する、という環境では生じません。

　ビジネスパーソンには、退職をすることを決めてから退職までの期間中が、一番仕事がはかどるという体験をしている人が多いです。自分で案件を抱えているときにはひらめかなかったことが、他人に伝えることを前提に取り組むようになると、標準化の思考ができるようになり、ひらめくようになるのです。

　退職を決めなくても、テレワークでは自分の人生の可能性に目が向くので、仕事を抱え込まず、誰でも使えるスキルをチームのネットワーク上にオープンにするような思考がしやすいです。

ワーケーションで働きながら休息できるのは本当か？

脳のネットワークの意図的な切り替えは、ワーケーションで体験しやすいです。

宿泊する旅行を想定して考えてみましょう。

1人でなく複数の人と宿泊するのであれば、共有のスペースで時間を区切って何かのディスカッションをしてみましょう。

その盛り上がりとは関係なく、時間になったらその時点で切り上げて、自然の中を散歩してみましょう。

そして散歩から戻ったら、自分の好きな場所で仕事をしてみましょう。

ずっと会議や仕事をしているのに比べて、間にぶらぶら自然を歩く時間が挟まることで、次に作業に臨むときに、「さっき歩いていて思ったんだけど……」とアイデアを言語化することができると思います。

自分1人で宿泊するならば、何かの企画をつくるとして、調べ物や企画の書き出し作業と、ぼんやりしたり外を歩くことを、時間を区切って繰り返したり、考えが止まったら躊躇なく外に行くやり方が体験しやすいと思います。

大切なのは、実行系ネットワークとデフォルトモードネットワーク、どちらのネットワークにも偏りすぎず、タイミングよく切り替えることです。

デフォルトモードネットワークがひらめきを生むからすべて良い、という話ではなく、偏りすぎれば目の前のことに集中できずにぐるぐる悩み続けることになります。

自然の中にいると、能動的に何かに興味を持って見聞きすることもできますし、何にも注目せずにぼんやりと眺めることもできるので、どちらかのネットワークに偏りすぎるということが起こりにくいです。

ただ、自然の中にいたとしても「日焼け止め、ちゃんと塗ったかな」とか「この後、昼食をとったらアクティビティが○時からだったな」といった感じでぐるぐると考えていては、自然の中にいる恩恵を受けることができません。

ワーケーションではぜひ、情報によって行動させられるのではなく、行動して気づいたことを知るために情報を使うという体験をしてみましょう。

自然の中を歩くと、最初はみんな同じように見えていた植物や虫にもいろんな種類があることや、たとえば雨が降ったときの水の流れにそって苔が生えているのに気づくという感じで、多様性や因果関係を見つけることもあると思います。何か発見したら、そのことを深く知るために情報を調べる。

自然の場合、デジタル画像と違って、自分で自由に視点を切り替えることができますし、どの感覚に焦点を当てても自由なので、とくに何を得るという答えがありません。

自分なりに興味が持てる視点をつくり、それを知りたいから情報を調べるという順番は、体験する前に情報があらかじめ用意されている現在の情報化社会では得難いものです。

緑の香りを利用する

ワーケーションでは、都市のホテルでこもりっきりというよりは、「自然の中で解放感を味わっているときに仕事をする」という選択をする人が多いようです。

「自然の中で知的作業をしていると、ストレスも少なくはかどる」という個人の感想を聞くことがありますが、客観的な実験では、どうなのでしょうか。

オフィスと自然の相違点の１つが、**「匂い」**です。

ここでは、緑の香りの有無で作業にかかる負担の違いを検証した実験を紹介します。

緑の葉から嗅覚を刺激する香りは、青葉アルコールや青葉アルデヒドなどの複合的な香りです。これを人にかがせると、アルファ波が優勢になり快適性を示すことが知られています。

実験では、20歳代の健康な男性６人に認知コストに負荷のかかる作業をしてもらっています。午前中に４時間連続して課題を行ってもらい、緑の香りを含むビーズを入れたマスクをした群と無臭のビーズを入れたマスクをした群で、負荷のかかっている度合いが比較されました。

課題による脳の疲労を測るために、複数の数字の中から順番に数字を選んでいくＡＴＭＴ法（Advanced Trail Making Test）というテストを、開始直後と終了直後にやってもらっています。

結果は、無臭ビーズのマスクをつけていた群は、テストの回答にかかった時間が、開始直後が3・03秒に対して、終了直後は3・38秒でした。

このテストは、疲れているほうが反応が遅くなるので、脳が疲労していることがうかがえます。

それに対して、緑の香りのするマスクをかいだ群は、開始直後が3・13秒に対して終了直後が3・13秒と、遅延が見られませんでした。

このことから、**自然の匂いの象徴ともいえる緑の葉の香りは、脳の疲労を緩やかにする**と考えられています。

さらに、体への影響を測るために、自律神経の指標として指尖容積脈波《しせんようせきみゃくは》の測定がされました。

課題を行っているときに緊張していると、交感神経が高まります。交感神経活動を表す成分と副交感神経活動を表す成分の比をとった分析では、無臭なマスクの群では、2倍以上この値が上昇していました。

単純に考えると、課題を行うことで通常の状態より2倍以上負荷がかかっていたということです。

それに対して、緑の香りのマスクをつけた群では、この上昇は有意に抑えられたということです。

このことから、**緑の香りをかいでいると、体への負担も少なくなる**と考えられます。

森林セラピーの分野では、森の中に身を置くことで、脳や体の負担が減ることが明らかにされています。ただ、これをオフィスで再現するには、香りの分子を持ち込んだり、特殊な視覚効果を採用したりするなど、何らかのグッズを使用しなければなりません。

ワーケーションでは、自分自身が場所を変えることができるので、森林セラピーで得られている効果を、そのまま仕事の環境にしてしまうことができます。

視点の切り替えが
脳のネットワークを変える

実際に自然の中で仕事をしてみると、あることに気がつきます。**オフィスでの仕事では、**

一点を見つめすぎているということです。

ＰＣ作業をしている場合、ブラインドタッチで文章を書くならば、ずっと画面を見ている必要はありません。画面から目を離すことができれば、見える物は、向かいに座った同僚の頭や壁に並んだファイルではなく、風に揺れる木々です。

自然を見ているときは、見るべき対象物が特定されておらず、視覚を誘導する広告もないので、何かに注目するというより、全体の風景を見ています。このときの視覚は、周辺視と呼ばれます。

実は、周辺視を使用しているときには、脳内のネットワークは、デフォルトモードネットワークが使用されています。

逆に画面や広告など、何かの対象物を見ているときの視覚は、焦点視と呼ばれ、脳は実行系ネットワークを使っています。

自然の中で適度に目線を外して作業すれば、実行系ネットワークに偏りすぎず、脳内のネットワークのバランスをとるのにも、役立つのです。

第 5 章

脳の疲れに効く！デジタルデトックスのすすめ

デバイスの作業は仕事の効率を下げる⁉

1日中PCに向かって仕事をしている人は、デバイスで情報を見ない時間をつくる**「デジタルデトックス」**を試してみましょう。

「脳はただの内臓だ」と位置づけ、「情報を食べすぎたら消化する時間を与えよう」と考えてみましょう。

こちらは、ある企業の人事部の方々とお話ししていたときの一場面です。

担当の方が私に、「うちの会社では、個人がPCにログインすると、その記録が取られていて、無駄にだらだらPCに向かわないように管理しています。PCを見ない時間帯を設けています」と説明してくれました。

すると別の方が「それって、いまもやっているんですかね。あんまり聞かなくなりましたけど」と言うと、次々に「たしか、デジタルデトックスについての本を配られて、ＰＣを見ない時間をつくるっていうことになったんですけど、やってました？」「いや……話は聞いたことあるんだけど。最近はみんなやっていないんじゃないかな……」と話し出して、この取り組みは定着しなかったということが明らかになりました。

「ある日突然、会社からＰＣを見ない時間をつくるように言われて、その理由が書いてある本が配られた」ということでは、それが自分の何に関係があってどんな問題の解決になるのかがわかりません。

働き方を変えるには認知コストがかかるので、その活動がとても重要なことだったとしても、行動を変える動機が薄ければ継続できません。

デバイスで情報を見ることを強制的に制限するという表面的なことではなく、自分の脳の働きを客観的に管理するための1つの方法だと位置づけ、自ら行動してみましょう。

デバイスを使うと、紙では数分かかるような作業でも一瞬で終わるので、仕事の効率は格段に高まっているはずです。

しかし、客観的な研究では、「デバイスを禁止にすることで、仕事の成果が上がる」「インターネットの利用時間が少ないほど課題の成績が高い」というような結果が散見されます。矛盾しているように思える結果ですが、なぜ、デバイスを使った作業で仕事の効率が下がってしまうのでしょうか？

ディスプレイは読むことに適していない

オフィスワーカーを対象にした調査では、**ディスプレイよりも紙のほうが文章が読みやすい、**という結果が得られています。

紙とディスプレイという2つの媒体で、没頭のしやすさや読んでいる場所のわかりやすさ、読む姿勢の自由度、重要な箇所の見つけやすさなど18項目を826人のオフィスワーカーに比較してもらった研究では、17項目で紙のほうが読みやすいと評価されました。ディスプレイのほうが読みやすいという項目は、暗い中で読む場合のみです。

多くの方が、仕事中にディスプレイで文書を読んでいますが、なぜ、紙よりも評価が低かったのでしょうか。

ディスプレイの読みにくさの要因を分析した研究では、次の３つの要因が抽出されています。**「表示の問題（目がちらつく、まぶしいなど）」「操作性の問題（スクロールや書き込みのしやすさなど）」「集中を乱す刺激の問題（ツールバーやブラウザのアイコンなど）」**です。

まばたきが減ると　ひらめきが減る

ディスプレイの読みにくさとして表示の問題が挙がりましたが、その画面が目にやさしいかどうかは、製品の質もありますし、個人差もあります。文字を追っていると目がちらつくという人もいれば、全然平気だという人もいます。ただ、すべての人に共通するのは、**ディスプレイを見ているとまばたきが減ることです。**

実は、まばたきは文章理解に重要な役割を果たしています。まばたきには、デフォルトモードネットワーク（135頁参照）への切り替えの役割があるので、まばたきが減ると、文章が理解しにくくなってしまうのです。

画面の文字を読んでいるとき、脳では、前頭眼野、上頭頂小葉といった実行系ネットワークが働いています。そこで**まばたきをすると、実行系ネットワークの活動が低下し、脳内の情報処理を担うデフォルトモードネットワークの働きが高まる**ことが明らかになっています。

私たちの脳は、文字を目で追って読むだけでは、内容を自分なりに理解することはできません。いったん文字を読む作業をやめて、デフォルトモードネットワークが起動したときに、読んだ情報が脳内で類似の情報、相違する情報、関連する可能性がある情報という感じで分類されて脳内の既存の情報と結び合わせられます。この作業が、まばたきをした瞬間に行われているのです。

文章を読んでいるときにまばたきが減ってしまえば、ただ文字を追っているだけになってしまいます。

画面上の作業では、膨大な情報を扱っているように見えても、脳内に使える情報は溜まっていかないのです。

私たちは、毎日の生活で多くの時間を画面を見ることに費やしています。そんな私たちが、自分の脳で考え、行動するためには、まばたきが必要です。
デジタルデトックスによって、自然にまばたきをする時間を確保したり、画面上の作業を短く区切って目線を外してみましょう。

両手を使える紙の作業は早くて正確

紙で行う作業は、両手が使えることで、ディスプレイの作業より速く正確であることが明らかになっています。

これはディスプレイの操作性の問題です。スマホやPCを操作している人の手の動きを見ると、紙の作業では見たことがないスピードで動いているので、ディスプレイの作業のほうが、ガンガン仕事をしているような印象を受けます。

ところが、実際は、紙の作業とディスプレイの作業で、速さと正確性を比較した実験では、この印象とは異なる結果が得られています。

実験では、20歳〜30歳代24人に対して、文章やグラフが記載された4つの文書を同時に見て、間違っている箇所を見つける課題が用いられています。
作業の環境は、紙、ＰＣ、27インチの机（作業場所の広さが関係するかもしれないので
ＰＣ画面と同程度の面積で作業をする条件）の３条件です。
文章を校正したスピード（１分当たりに処理をした文字の数）は、紙と27インチ机では
差がありませんでしたが、ＰＣでの作業は有意に遅い結果でした。
紙の作業はＰＣに比べて、25・５％速く作業を終えていました。
間違った箇所の検出率（あらかじめ用意してあった間違いに対して、参加者が見つけた
間違いの割合）でも、ＰＣでの作業は検出率が低く、紙はＰＣより10・７％高い結果でし
た。
これらから、作業場所の広さとは関係なく（紙と27インチ机に差はありませんでした）、
紙の作業はＰＣでの作業より、効率、質ともに高いということが示されました。
どうして紙の作業が速くて正確なのか、疑問に思われる人もいると思います。
実際に作業をしている様子を観察した研究では、紙の作業は、両手で複数の文書を同時
に扱いながら作業できること、画面の操作位置に視線を向けなくても手触りで資料を扱え

ることが画面上の作業とは異なっていました。

ディスプレイの作業では、視覚に頼りすぎてしまうのです。脳がより良い行動を選択するには、情報の量より質が大切です。脳にとって、質の高い情報とは、得られる感覚の種類が多いことを指します。**視覚だけより、紙の手触り、紙の大きさや向き、めくったときの音など、多彩な感覚が得られる紙の作業は、脳にとって、作業の進行状況の把握や完了までの予測が立ちやすい、**働きやすい環境だといえます。

紙の作業では邪魔が入らない

ディスプレイが読みにくい要因は、作業に邪魔が入ることです。画面に邪魔なサインが出ているわけではないので、正確には、**作業中に別の作業をしてしまう、**ということです。

ブラウザのアイコンが目にとまり立ち上げてネット画面を見たら、ネットニュースの情報が目に入って、気づいたらタップしてスクロールしていた。こんなことが、作業中に頻繁に起こっています。

このときに閲覧している情報は、ゴシップ記事が多いです。

そもそも、私たちは、ネット情報やSNSの誘惑には勝てません。それらが、情報のつくり手が私たちの脳に備わった仕組みを知り尽くしたうえで必死になってつくられているから、ということもありますが、ここでは、私たちがゴシップ記事に引きつけられてディスプレイを見続けてしまう仕組みについて知っておきましょう。

ゴシップ記事は、他人を妬む感情を刺激します。妬みから行動がやめられなくなるまでの、脳の働きを調べた研究を見てみましょう。

この研究では、大学生を対象に次のような実験が行われています。就職を控えた4人が登場するシナリオで、主人公は平均的な能力の持ち主。Aさんは同性で、同じ進路を目指していて主人公よりも能力が高い。Bさんは異性で、違う進路を目指していて主人公より能力が高い。Cさんは異性で、違う進路を目指していて主人公と同等の能力を持っている、という設定です。

実験参加者にA~Cの人物を提示すると、Aさんへの妬み感情が最も強く見られ、Cさんに対しては、ほとんど妬み感情は起こりませんでした。

Aさんを妬んでいるときの脳では、背側前部帯状回が強く働き、妬み感情が強いほどこの部位は活発になっていました。

デバイスの作業で効率が下がる理由

読むことに適していない

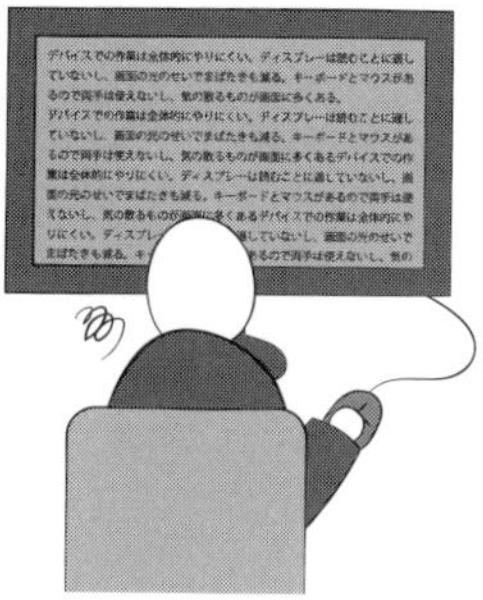

まばたきが減る

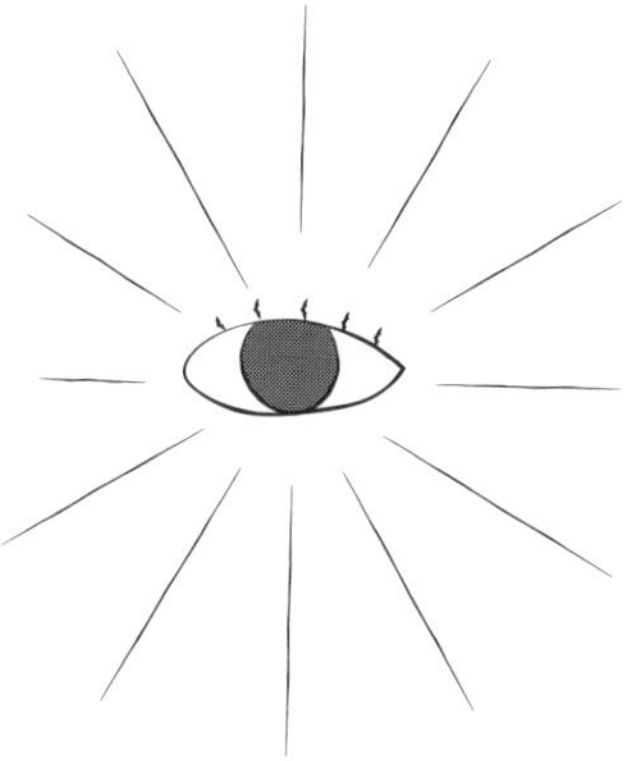

両手が使えない

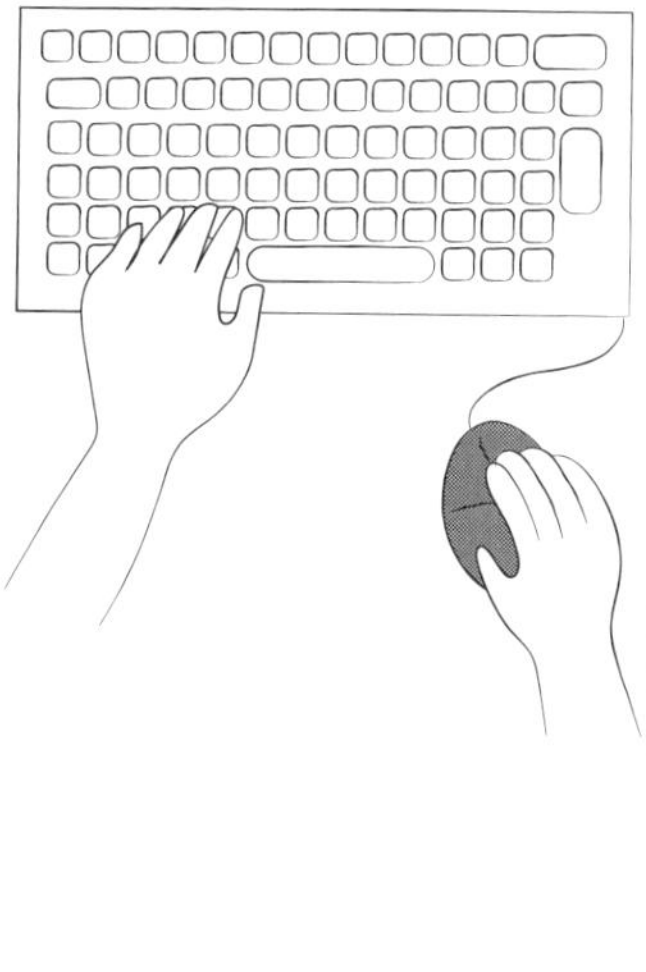

邪魔が入りやすい

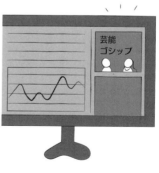

次に、妬ましいAさんと妬ましくないCさんに、それぞれ事故や食あたりなどの不幸が起こったとして、そのときの脳の活動が調べられました。Aさんに不幸が起こるとうれしい気持ちが報告され、線条体《せんじょうたい》の活動が見られました。一方でCさんに不幸が起こってもうれしい気持ちも線条体の活動も見られませんでした。

妬みの感情を抱いているときに活発になる背側前部帯状回は、体の痛みに関係する部位です。心が傷ついたとか胸が痛むと表現することがありますが、劣等感を感じて相手を妬むとき、脳内では、体の痛みと同じように心が痛んでいるといえます。

そして、その痛みを与えた相手に起こった不幸を喜ぶときに活発になる線条体は、依存性に深く関係しています。線条体は、予期せぬ報酬が得られる（この場合、妬んでいる相手に起こった不幸）と、その報酬を得た行動をまたするように働きます。線条体は、習慣をつくる大脳基底核の一部なので、その行動は習慣化されていきます（224頁参照）。

妬ましい相手に起こった不幸を報じるゴシップ記事をディスプレイで見た場合、予期せぬ報酬を得たことでディスプレイを見る行動が促され、習慣化される。こうして私たちは、ネット情報やSNSを見続けてしまうのです。

作業の邪魔をブロックするためにできること

ネット閲覧の誘惑には逆らえない。そこで、作業中に邪魔が入る隙をなくすために、無自覚に習得してきた、メールやＳＮＳを巡回する動作を設定し直してみましょう。

メールをチェックしようとブラウザを立ち上げてメールが届いていないことがわかったら、そこでブラウザを閉じることができますか？

ネットにつながった時点から無意識に、他のメールやＳＮＳ、ニュースサイトなど、ひと通り巡回していませんか？

当初の目的は、メールを見るという１つの作業だったのに、５つのサイトをチェックしたら、単純に１回の作業時間は５倍かかっています。

しかも、これがネットにつながるたびに無意識に行われていたら、作業は進まず時間ばかりが経過してしまいます。

これは、脳が動作のパターンを学習して、ネット巡回を標準の動作だと規定していることが原因です。

脳は、標準の動作が決まれば、状況にかかわらず決まり通りに動作をします。脳は認知コストを下げるために標準動作を決めているのに、1つ見る作業ごとに5つを巡回する設定になっていることで認知コストは5倍かかっています。

この標準設定を変えるために、**目的のメールをチェックした直後にブラウザを閉じてみましょう。試しに1回だけやってみると、閉じた直後には別に何も感じませんが、作業に戻ってしばらくすると、「あれ？　いつもよりすんなり作業を再開している」と気づくと思います。**

ネットを巡回してから作業を再開すると、元の作業を思い出すのも認知コストがかかるので、これが省かれたことで、無駄に疲れていないことに気づくでしょう。大げさに言うと、すがすがしさのような感覚を持つこともあるかもしれません。

試してみていつもと違う何かに気づくことができたら、それがメタ認知のモニタリング機能です。そこからさらに一歩踏み込んで、メタ認知を使ってネットにつながった最初の動作を再設定してみましょう。

ログアウトする、モニターの電源を切る

そうは言っても、気づいたらスマホを握っているし、気づいたらゲームを始めている。気づいたら深夜になっていて、その間、何をしていたのかもよくわからない。

やっぱり動作を変えるのは無理だ、と思ってしまうことがあったら、そのときあなたは、動作の当事者になっています。

私たちに備わっているメタ認知は、仕組みを理解し、他人事のように淡々と行動を選択する力です。当事者の立場からいったん離れて、脳が動作を自動化する仕組みを知れば、客観的な視点からこの流れを断ち切ることができます。

メールを見よう、と動作が企画されると、大脳の前補足運動野という部位が働きます。そこからメールを見る動作情報が、運動前野→補足運動野→一次運動野、と伝達されて体

が動きます。

この動作が、大脳基底核でパターン化されて自動化されます。これで、無意識にメールを巡回するようになるのです。

大脳基底核は、たくさんの動作パターンからいま使うパターンを選択しています。選択する基準は、最初の動作です。

たとえば、ＰＣでブラウザを立ち上げてメールを開くという最初の動作で、大脳基底核は「ああ、またこのパターンか」と、ネットを巡回するパターンを出力します。

動作パターンを再設定するには、動作の最後を変える必要があります。

動作の最後が変わると、次に同じパターンが出力されたときに最初の動作が変わります。これで、前補足運動野が、新しい動作を企画する「間」をつくることができます。

メールやSNSを見終わったときに、ログアウトしてみましょう。面倒なパスワードを入力する手間を省くために、ログイン状態が維持されていませんか？　ネット巡回の最後にログアウトしてみると、次に開くときにログインするために動作が止まって間ができます。

作業の邪魔をブロックする

私たちに備わっている
大脳基底核

行動をパターン化して、淡々と自動化する力

↓ **ゆえに**

**気がついたらスマホでゲームをしたり
メールチェックのついでにネット巡回してしまう**

↓ **そのため**

行動パターンを再設定する！

最初の動作がパターンを引き出すカギに
なっているため、最初の動作に変化をつくる

＝

最後の動作を変える！！

たとえば

メールやSNSを
見終わるたびにログアウトする

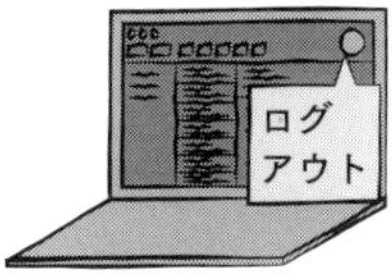

PCのモニター電源を
切る

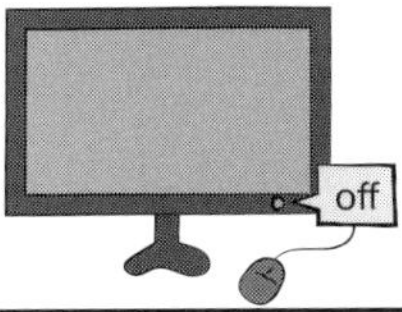

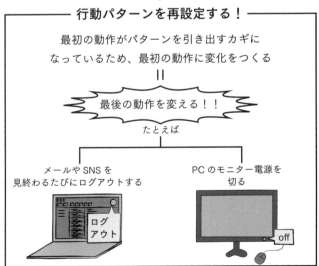

この間ができれば、メタ認知が使えます。自分に問いかけてみましょう。

「いま、何を見ようとした？」

ほんの10分前にメールが届いていないことをチェックしたばかりなのにまたメールを見ようとしていたことや、目的はメールチェックだったのに手が勝手にSNSを開こうとしていることに気づいたら、ここでブラウザを閉じる、という新しい動作にすり替えましょう。

PCのモニターの電源を切ることができるなら、PC作業を終えて手元の書類に目を移すタイミングで、モニターの電源を切ってみましょう。

これで、無意識なネット巡回は断ち切れます。

クワイエットルームをつくる

自分の動作でデバイスの使用を断ち切れない場合は、**デバイス持ち込み禁止の場所、デジタル情報の攻撃から守られたクワイエットルームをつくってみましょう。**

ネット情報を見ていて、その情報量の多さに自分がついていけていないと思ったことはありませんか?

閲覧した内容を覚えていない、発信元が誰なのか覚えていない、調べた目的を覚えていない。こんな感じで、自分でコントロールできる範囲を超えた情報が脳に流れ込んでくると、脳内では、強制的にデフォルトモードネットワークが使われるようになります。

本来は、情報を取り入れたらそれを整理することで、また新しい情報を取り入れる空き容量がつくられます。ところが、情報を取り入れ続けていると、整理が追いつかなくなり強制的に情報の整理が始まってしまいます。

人と会話をしているのに、相手の話していることが頭に入らずに、ぼんやりして聞いていなかった。ネット情報そのものを覚えていなかった。目の前の作業をしているのに考え事が出てきて作業のミスを繰り返してしまう。これらが、強制的にデフォルトモードネットワークが使われた場面です。

このような体験をしたら、いったん情報の侵入を断ち切って、脳に十分な時間、整理作業をさせなければなりません。

クワイエットルームをつくり、情報の波から自分を守るシェルターのように考えて、すべてのデバイスをその部屋から閉め出しましょう。

クワイエットルームでは、紙とペンだけで作業をします。実際にやってみると、10分程度作業をした時点で「メールが届いているかな」と気になるかもしれません。これは、情報過多の離脱症状だと思って受け流しましょう。30分経過すると、作業に集中していることに気づくはずです。

体験した人が「そういえば、集中して作業するってこんな感じだった」と話してくれることがありますが、デバイスから離れた解放感や集中できた充実感を得ることができれば、その後は効果的にクワイエットルームを使えるはずです。

脳の情報がまとまっていない状態でメールをチェックしても、良い回答はできません。

外出中にスマホでメールをチェックすることや、作業中にメールを見ることがあるかもしれませんが、この行動でできることは、「返信が遅れているぞ」と自分にプレッシャーをかけることだけです。

ログアウトやクワイエットルームを使って、脳が健やかに働ける環境をつくってあげましょう。

いまこそ見直したい「手書き」の効能

講義の内容をメモするときは、ＰＣを使うよりも手書きのほうが内容を覚えることができます。

こちらは、ＰＣと手書きのメモの理解度の違いを調べた実験です。参加者は学生１０９人で、ビデオ講義の１週間後に内容に関するテストをすると告げられ、「コウモリ」「パン」「ワクチン」「呼吸」という４つのテーマの講義を受けます。

手書きでメモをとるグループと、ＰＣでメモをとるグループの２つに分けられて、さらに、各グループの中でテストの前に10分間復習してよいグループと復習なしのグループに分けられて、全部で４つの条件のグループで実験されました。

結果は、手書きでメモをして、かつ、10分間の復習があったグループが、他のグループより有意に高い成績でした。

復習なしの条件では、手書きでもPCのメモでも差が見られませんでしたが、復習ありでは、手書きのメモのほうが、PCのメモより記憶を思い出すのに役に立ったのです。手書きのメモでは、聞いた話を要約したり自分の言葉に直したりしています。講師の台詞通りにはメモしていないのです。気になる箇所を自分の言葉で書いているので、自分が書いたメモの意味がわからないということはありません。

それに対して、PCのメモでは、内容を理解していない、または重要ではない情報の入力が多いといった特徴がありました。講師の台詞をそのまま入力しているので、脳内の情報をまとめ直す作業をしていません。そのため、復習をしても成績の向上には役に立ちにくかったのです。

手書きをするときは、後で自分がわかるように工夫をしなければなりませんが、PCのタイピングはこれを気にしなくてもよいので、前補足運動野で「どう書くか」を企画する必要がなく、ただ機械的に指を動かしています。

手書きでは、後で思い出すことがメモの目的になりますが、PCのメモでは、メモをとることが目的になってしまうのです。 メモは、自分の行動をより良く修正していくことに使われてはじめて役立ちます。情報を追うのではなく、脳を動かす手書きメモをぜひ活用してください。

紙の作業は視覚だけでなく触覚も活用される

PC画面より紙で文章を読んだほうが、むずかしい文章を理解しやすい、という結果もあります。

この実験では、紙とPC画面では、どちらが文書を読むのに効率が良いかが検証されました。

20歳～30歳代18人に対して、紙とデスクトップPCとノートPCという条件で文章を読んでもらっています。文中には注釈があり、注釈を読まないと文章の内容を理解することがむずかしいという設定です。

文章中に出てくる注釈を読みながら全体を読むスピードは、紙が最も速いという結果でした。紙での作業は、注釈を読む時間より、注釈から本文に戻る時間がとくに速いことが明らかになりました。

ところが、参加者からは、ワンクリックでページをめくることができるPCのほうが紙よりも簡単で速くできたという感想が少なくなかったようです。

実際には、その感想を述べた人たちも含めて、すべての人が、紙の作業のほうが素早く注釈を参照して本文に戻っているという結果でした。

どうやら、私たちが感じている「便利さ」と客観的な作業効率とでは差がありそうです。「なぜ、紙のほうが文章を読む効率が良かったか」という点が細かく分析されると、次のような動作の違いが見つかりました。

紙の作業では、文章を読み終える前にページをめくっていて、さらに、めくりやすいようにあらかじめページに指を挟んでいたり、注釈から本文に戻るときに、戻る文章のところに指を置いていたのです。

いま現在、あなたも本書を読みながら、文末まで読み終わらないうちにページをめくっていると思います。**紙の作業では、視覚だけでなく、触覚も使い、手を自由に機能させて、自分の理解度に合わせて文章を読み込むことができます。**

脳が働きやすい環境をつくる。この視点に立つと、主観的なスピード感に惑わされずに済みます。**難解な文章やしっかり理解したい資料は、紙の作業を選択してみましょう。**

抽象的な内容は紙で、具体的な内容はデジタルで伝える

紙で文書を読んだ場合と、デジタル端末で文書を読んだ場合では、文章の理解の仕方が変わるという指摘があります。

紙で文章を読んだ場合は、自分なりにその文章を解釈するような抽象的な思考をしているのに対し、デジタル端末では、具体的な文章だけに意識が向くようになるということです。

実験では、77人の学生に対して、iPadと紙でそれぞれBehavior Identification Formという、文章を解釈する傾向を測定する心理テストが行われました。

この心理テストは、行動を抽象的に理解するか具体的に理解するか、その人の認知の傾

向を判定するものです。

たとえば、「家の掃除をする」という項目で、「きれいに見えるようにする」(抽象的な描写)、「床に掃除機をかける」(具体的な描写)という2つの選択肢が与えられて、どちらを選ぶかという具合で回答していきます。25項目の得点で、その人の認知の傾向がわかるというものです。

実験の結果は、このテストを紙で受けた人は抽象的な認知をしていて、iPadで受けた人は具体的な認知をしているというものでした。

これまで見てきた理解度や操作性の違いだけでなく、**「情報をデジタル端末で読む」ということ自体に、文章をそのままの意味として捉えて、概念化することが省かれる**という特徴があるのです。

これは、手紙とメールの違いとして考えると理解しやすいと思います。手紙では、それが書かれたときの情景や書き手の心情に考えを巡らせることがありますが、メールではこれがむずかしいです。自分が伝える立場の場合は、メールだとこちらの意図が伝わりにくいという感覚を得ている人は多いのではないでしょうか。

デジタル端末では、まばたきが減るため脳内で情報がまとめられないので、この点でも、文字情報をそのままの意味として捉えるのもうなずけます。

紙で情報を得ているときは、視覚だけでなく触覚も使えているので、文章を読んでいる途中で別のことを考えていても、すぐに元の情報のありかに戻りやすいです。その分、文章から目線を外して、概念として理解し直すということも容易に行えます。

具体的な内容はメールのほうが伝わりやすい。意図や目的を共有したいときは、紙の資料や手書きのメッセージのほうが伝わりやすい。このように用途によって、媒体を使い分けると、よりうまく情報をやり取りすることができます。

これからの働き方では、単に便利さを追求するだけでなく、その作業でなすべきことが達成できる方法を選択することが大切です。

アナログとデジタルでは、脳にとっては、まったく異なる処理がされることを意識し、よりその作業の目的に見合った媒体を使いましょう。

第6章

睡眠は脳の疲れを回復させる最強のツール

睡眠の習慣を変える基本的な考え方

睡眠は、脳が自身の働きを維持するために積極的に行うものです。私たちが働きながら休息するために使える最強のツールです。これを活用しない手はありません。

睡眠を変えるには、次の2つのポイントがあります。

①自分の行動のもとになっている考えを修正する
②すでに行っていることのやり方を少しだけ変える

まずは、自分に根づいた考えを知り、それを修正してみましょう。

脳は、感覚→知覚→認知→行動、という順番で働いています。

人間は、認知の部分の影響が大きいため、誤った行動で質の悪い睡眠をとって望ましくない感覚・知覚が得られていても、「これが正しいはず」という認知でかき消されてしまい、行動を変えることができません。

休日に寝だめをして、実際には体がだるくなっていても、「ゆっくり寝ることで回復する」という認知がある限り、寝だめをし続けてしまいます。

逆に、認知を先に変えて、それから行動を変えるとあっさりと習慣を変えることができます。

そして**目指すのは、ただ生活しているだけで睡眠の質が上がる習慣をつくることです。**生活習慣を変えるときには、新しい行動を追加するのではなく、いまの生活の動線に新しい行動をうまく交ぜることを考えましょう。

ベッドの上でスマホを扱わない

ベッドの上にだけは、スマホを持ち込まないようにしてみましょう。

脳は、場所と行為をセットで記憶すると述べました。これは、ベッドでも同じです。

睡眠中には、脳は活動を停止しているわけではありません。翌日のために、その日あった出来事や覚えたことの記憶を整理し、いらないものを消去して必要なものを結び合わせる重要な作業をしています。

ベッドでスマホを使い、脳にベッドでは視覚野や言語野を使うものだと学習させることは、睡眠中の脳の作業の邪魔になります。

ただし、眠る前にスマホを使うのをやめることができなくても大丈夫です。

とにかくベッドの上ではなく、**ベッドの脇に置いた椅子に座ったり、ベッドに寄りかかったりして、ベッドの外で使いましょう。**

そして、眠くなってきたら、スマホを置いて何も持たずにベッドに入るようにしてください。

これは、読書やラジオなども同じです。眠りを誘うCDを聴く人もいると思いますが、それらの目的は、眠気をつくることです。眠気がつくられたらそれらを止めてベッドに入れば、睡眠中の脳の作業を邪魔しません。

これを実行していると、自然に就寝前にはスマホを見なくなる人が多いです。行動を無理に規制せず、基本の原則だけを押さえたあとは自由にする。これで自分の脳と体にとって心地よさを感じることができれば、自然に望ましい行動を選択することができます。

眠くならないうちにベッドに入らない

私たちは、寝つけないことを体験すると、「昨日よく眠れなかったから今日はしっかり眠っておかないと」と早めに就寝する傾向があります。

眠くならないうちに就寝しても、睡眠はスタートしません。それどころか、脳がベッドを考え事をする場所だと学習することで、かえって寝つきが悪くなってしまいます。

人間は、大脳が大きく発達しすぎた動物なので、眠るのに時間がかかる構造になっています。就寝して15分眠れなかったら、その後1時間は眠れない構造なのです。

15分とは、就寝してから「あ、明日はあの人にあれ言っとかなきゃ」などと用事を思い出すタイミングです。用事を思い出したら、脳に誤った学習をさせないために、思い切ってベッドを出てみましょう。

はじめは、ベッドを出ることに抵抗がある人が多いです。「もし、ベッドを出てそのまま眠れなかったらどうしよう……」という気持ちが働くこともあります。

抵抗がある人は、無理にベッドを出ることをせず、まずは、「4－6－11睡眠の法則」（52頁参照）で、夜に眠くなる脳をつくることから始めてみましょう。

夜に「眠くてしょうがない」というほどの強い眠気がつくられるようになれば、寝つけずにベッドを出ること自体、しなくても済みます。

寝つけなければベッドを出ることに抵抗がない人は、躊躇なくベッドを出て、就寝の仕切り直しをしましょう。

1時間程度好きなことをして過ごしていると、やることが面倒くさくなったり、横になりたくなったりするので、そのタイミングで再び就寝してみましょう。

「ベッドを出たら何をしていればいいのか」という質問を受けることがあります。テレビやネットなどの画面を見ていると、目が覚めやすいですが、まずはその時間を心地よく過ごせることを優先しましょう。

ベッドの中で眠りを待つ時間は、とても苦痛なものです。その時間を快適に過ごせるならば、画面を見ることも良しとしてみましょう。

意図的に自分の脳を鎮静させようと、メタ認知を使うことができるならば、**部屋を暗くしてストレッチや10秒呼吸を行ったり、手元だけ明るくして読書や雑誌を見たり、単純作業をしていると、再び就寝したときにすんなり眠りやすいです。**

快眠は
起床時間を揃えることから！

生体リズムを整えるためには、起床時間を揃えなければなりません。

ただ、私たちは、子どもの頃から「早寝早起きをしましょう」と教育されています。そのせいか、規則正しく生活しましょう、と言われると、就寝時間を揃えようとする人が多いです。

しかし、この考え方が睡眠不足の原因になることがあります。

0時に眠るようにしようとしている人は、23時45分頃にすべての用事を終えた場合、「今日はちょっと余裕があるな」と感じて、0時までの時間にテレビを見たりネットで調べ物をしたりして0時になったら就寝する。こんな行動をとることが多いです。これで、睡眠時間を15分余分に増やせるチャンスを逃してしまいます。

睡眠時間は、累積量で考えます。1日15分就寝が遅くなることが1か月続いたら、累積量で7・5時間の睡眠が削られることになります。脳にとっては1か月の間に一晩徹夜したような状態になるのです。

忙しい中で睡眠時間を大幅に増やすことは現実的ではないですが、ほんの5分や10分の睡眠を増やすことならできます。

就寝時間にこだわらずに、少しでも早く眠れるチャンスがあったら、その時間に思い切って就寝をしてみましょう。

就寝時間にこだわらない半面、起床時間は揃えていくことが大切です。**起床時間が揃っていて、就寝時間はバラバラというリズムが理想です。**

起床時間が揃っていればいつも同じ時間に眠くなります。その時間に眠れる日は就寝できますし、用事があって外出していて眠れないときでも、用事が終わればすんなり眠れます。

「規則正しい生活＝起床時間を揃えること」と再設定しておきましょう。

あっという間に眠れるのは睡眠不足のサイン

睡眠の研修をしていると、「私は枕に耳がついた瞬間に眠っています。一瞬で眠れるので睡眠に困ったことはありません」と話される人がいます。

実は、**あまりにも早すぎる寝つきは、慢性的な睡眠不足の兆候です。**

日中に眠気があり、休日のほうが平日よりも長く眠り、8分未満で眠れる場合、**「行動誘発性睡眠不足症候群」**と診断されることがあります。

会議中に、自分が発言しているときにはまったく眠気を感じていないのに、他の人が話をし始めるとスーッと意識が遠くなる。こんなことはないでしょうか?

慢性的に睡眠が不足していると、脳が覚醒するレベルが低くなります。このままでは眠ってしまうので、私たちは無意識に自分の脳に刺激を与えて、無理やり目覚めさせようとします。その状態で刺激が途切れると、急に眠くなってしまうのです。

テレビを消されると眠くなったり、なんとなく音楽をかけたり、周囲の雑音がないと落ち着かなかったりしたら、慢性的な睡眠不足だと捉えて、累積睡眠量を増やしてみましょう。

累積睡眠量が増えてくると、就寝から入眠までに少し時間がかかるようになります。大脳は、目を閉じてから眠るのに10分かかる構造です。睡眠量を増やすことができた人は、「眠る前にまどろむ時間があって気持ちが良い」「眠りに入るのは体の力が抜けて気持ちいいものだったということを久しぶりに思い出した」などと話されます。

朝の二度寝の気持ち良さは、本来は夜の寝入りに体験するはず

起床時間を揃えるのに妨げになるのが、「二度寝が気持ちいい」という感覚です。**二度寝の気持ち良さは、睡眠と覚醒のはざまを行ったり来たりしてまどろんでいる状態を指しますが、本来これは、就寝時に体験するはずのものです。**

目を閉じてから入眠するまでの10分の間に、まどろみながら徐々に脳波がゆっくりになっていき、体の力が抜けて意識が遠のいていきます。これは、とても気持ち良い感覚です。

朝になってこれから目覚めるというときは、脳波の振幅は低く周波数が速くなります。このタイミングでは、まどろみが入らずに速やかに移行したほうが、スッキリ目覚めて、すぐに行動することができます。

眠る前のまどろみが気持ちいいから眠るのが楽しみ。目覚めたら脳がスッキリして何か行動したくなる。こんな感覚をつくることができれば、理屈だけでなく体感として脳にとって望ましいリズムを定着させることができるはずです。

睡眠不足の朝も いつもと同じ時間に起きる

起床時間を揃えるとなると、「就寝が遅くなったときには睡眠不足になってしまうのではないか」と考える人が多いと思います。

就寝が遅くなったのにいつも通りの時間に起床すれば、一時的には睡眠不足になりますが、この**睡眠不足は、翌日からの睡眠の質を高めるために利用します。**

脳の目覚めには、コルチゾールというステロイドホルモンが、その役割を担っています。普段の起床する3時間前から分泌が高まり始めて、1時間前になると急激に分泌が高まり、血圧が高まって、起きられる脳がつくられていきます。

このコルチゾールの分泌は、時間に依存することが明らかになっています。つまり、**同じ時間に起床していると、同じ時間から分泌が始まるようになるので、何時に眠ったとしても同じ時間に起きるようになります。**

コルチゾールは、起床直後に急激に分泌が低下します。日中にはほとんど分泌されないのですが、起床時間を遅らせると、これが変化します。いつもの起床時間に向けてコルチゾールの分泌は高まるのですが、起き上がらなければコルチゾールの分泌はいったん低下します。

二度寝、三度寝を繰り返すと、コルチゾールの分泌は高まったり低下したりを繰り返し、最終的に起床したときにピークになります。すると、起床後もコルチゾールの分泌は残ってしまいます。

コルチゾールは日中にも残っていると、脳内の記憶を司る海馬という部位の神経細胞を攻撃してしまいます。これは、うつ状態や認知症症状の要因になり得ると考えられています。

これを防ぐために、**「睡眠圧」**という仕組みをうまく利用しましょう。

私たちは、目覚めた時点から脳脊髄液に睡眠物質が溜まり、1日を使って十分溜まったところで眠るとぐっすりと深く眠ります。

パチンコのゴムをイメージするとわかりやすいかもしれません。思いっきり引っ張ったところで眠るほど、より深く眠れる仕組みです。

前日の就寝が遅くなったのにいつもと同じ時間に起きると、睡眠時間が短い分、分解されなかった睡眠物質が溜まっています。これは**「睡眠負債」**と呼ばれます。

この状態で日中眠らずに過ごすと、夜には睡眠圧がすごく高まって猛烈に眠くなります。

このタイミングを逃さずに就寝するとぐっすりと深く眠り、睡眠不足は解消されます。

起床時間を揃えて少しでも早寝する。これが「寝だめ」だと再定義しましょう。

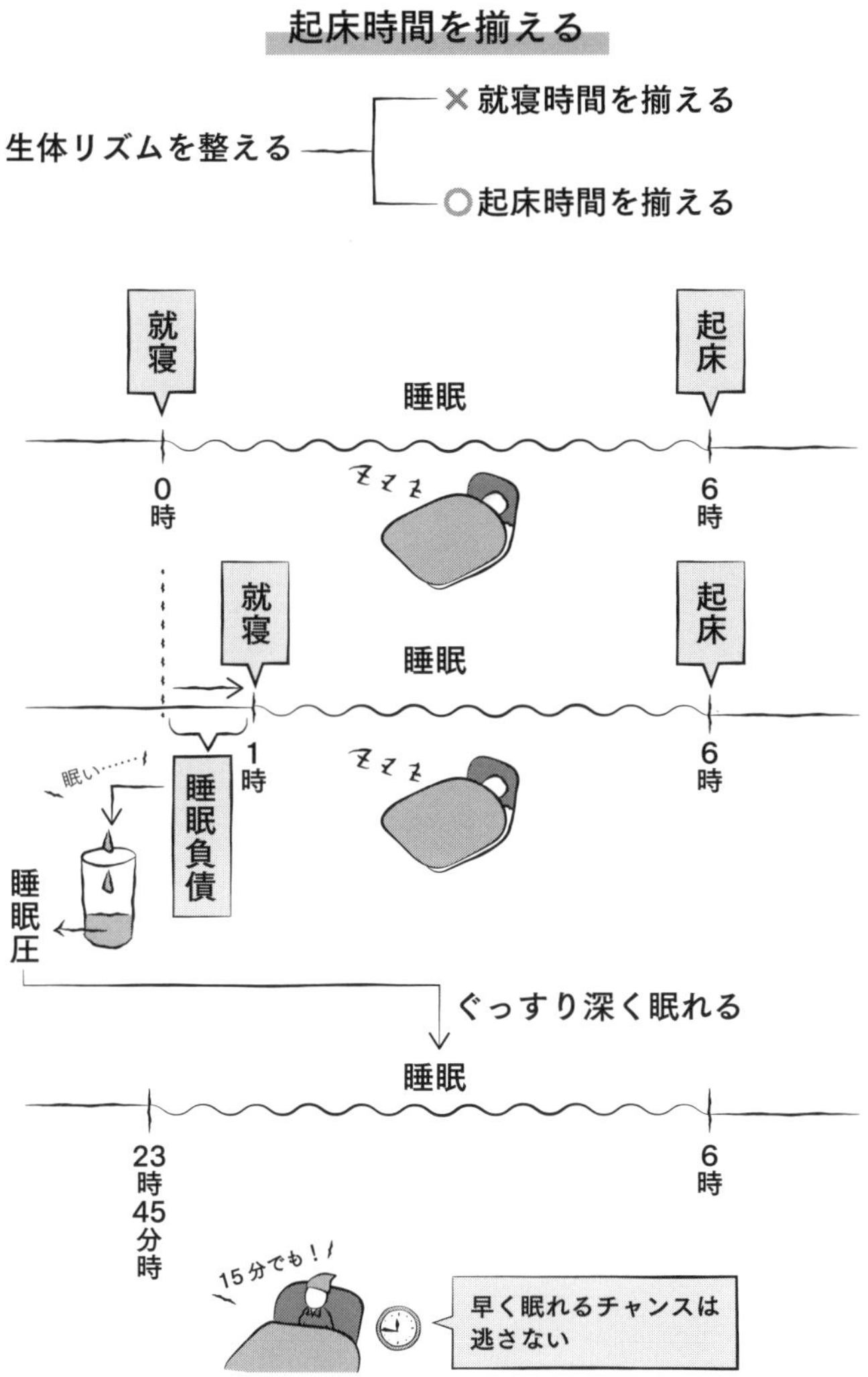
起床時間を揃える
生体リズムを整える
×就寝時間を揃える
○起床時間を揃える
就寝
起床
睡眠
0時
6時
就寝
起床
睡眠
1時
6時
眠い……!
睡眠負債
睡眠圧
ぐっすり深く眠れる
睡眠
23時45分時
6時
15分でも!
早く眠れるチャンスは逃さない

睡眠の質を高めるために帰りの電車では眠らない

第2章でも、夕方に眠ることをなんとしても避けましょうと説明しました。

前述の睡眠圧の仕組みでも同じことがいえます。夜のメインの睡眠の前にうとうとしてしまうと圧力を失って、メインの睡眠の質が低下してしまうのです。

帰宅中の電車内や、帰宅後にソファでテレビを見ながらうとうとしてしまう。ここでうとうとすると、少し元気になるので、それでなんとかやるべきことがやれていると感じることがありますが、これは逆です。

睡眠圧を失ってメインの睡眠の質が低下するので、翌朝に疲れが残り、夜の早い時間に眠ってしまうという悪循環になっています。

メインの睡眠前にうとうとする習慣がある場合は、たいてい同じ場所でうとうとしているはずです。

脳がその場所に座ったらうとうとすると学習しているので、この学習を書き換えましょう。

どうしても疲れて眠ってしまう日は除き、休日や疲れていない日に、うとうとする場所に座らずに過ごし、睡眠圧が十分高まった状態で就寝してみましょう。

脳に新しい動線を学習させることができれば、慢性的に睡眠圧が低下することを防げます。

早起きと快適な目覚めが得られる「自己覚醒法」

目覚ましを止めたらその5分後に再び目覚ましが鳴る機能がスヌーズ機能ですが、**スヌーズ機能を使うほど、目覚めが悪くなる、**ということが実験で明らかにされています。

スヌーズ機能では、目覚めのゴールがずるずると後ろにズレていくので、脳にとってはどの時間に合わせればよいのかがわかりにくいのです。

就寝時に起床時間を3回唱えて眠ることを「自己覚醒法」といいます。起床時間を言語化すると、コルチゾールの分泌のタイミングが合わせられ、スッキリ起きられるようになるのです。

普段、スヌーズ機能を使っている人は、いきなりやめる必要はありません。ただ、必ず自己覚醒法とセットにして使ってください。

脳に、目覚めのゴールの時間をセットするのが先で、スヌーズ機能は保険として使うようにしていると、2週間程度でスヌーズ機能を使う回数は自然に減っていきます。

実際に起きた時間に目覚ましをかける

朝スッキリ起きるには、成功率が高い方法があります。それは、**「実際に起きた時間に目覚ましをかける」**という方法です。

たとえば、「本当は6時に起きたいのに7時30分に起床している」という場合は、7時30分に目覚ましをかけます。

そして、就寝するときに「7時30分に起きる」と、頭の中で3回唱えます。

すると翌朝は、7時30分より少し前の、7時25分ごろに目が覚めます。これができたら、その夜は7時25分に目覚ましをかけて自己覚醒法を試みます。すると、翌朝は7時10分ごろに目覚める。これを繰り返していくと、だんだんと起きられる時間が早くなり、目的の時間に起きられたらその時間で固定します。

自分が何時に起きたいという希望ではなく、実際に脳が睡眠という作業を終えて目覚めの作業ができた時間に合わせると、目覚めが早くなるのです。

「前日は7時10分に起きられたのに、翌朝は7時30分になってしまった」ということがあっても慌てずに、夜には7時30分に目覚ましをかけます。あくまでも、希望ではなく、事実に合わせて淡々と行うことが、成功の秘訣です。

もし、「実際に起きた時間に目覚ましをかけて起きられなかったらと思うと怖い」と心配な人は、休日を使って試してみてください。金曜日の夜に、その朝に実際に起きた時間に目覚ましをかけて自己覚醒法を試す。土曜日の朝に意外とスッキリ起きられた、という体験ができれば、平日にも反映させていけるはずです。

夜中に起きても時計を見ない

夜中に目覚めて時計を見ると、コルチゾールの働きにより、同じ時間に目覚めやすくなってしまいます。

目覚めたときに暗かったり、目覚ましがまだ鳴っていなかったりしたら時計を見ないようにしてみましょう。

最初の3日くらいは、「いま何時かな?」と気になりますが、4日以上時計を見ないようにしていると、夜中に時計を見たところで、何も良いことはなかったことに気づくはずです。

時計を見ることがなければ、夜中に目覚めること自体がなくなっていきます。

もし、夜中に目覚めたら、時計を見る代わりに、自己覚醒法を使いましょう。途中で起きたとしても「6時に起きる」と起床のゴールを設定し直します。こうすることで、夜中に目覚めることがなくなり、狙った時間に起きられるようになっていきます。

朝目覚めたら頭だけでも起こす

朝早くに目が覚めるようになっても、なかなかベッドから出られないという人もいます。そんな場合は、早い時間から行動できないとダメとは思わずに、まずは頭を縦にすることから始めてみましょう。

脳にとって、起床とは重力方向が変わることです。

ベッドで横になっているときは、脳は地面に対して水平になっていますが、起き上がると垂直になります。重力によって、体内の水分（もちろん血液も）は足元に下がりますが、それに逆らって血液を脳に吸い上げなければなりません。

これがとても大変なことで、脳に血流を届けるために、起床の3時間前から準備を始めているのです。

準備が整っていないところで無理に起床すると、頭痛になったり、気持ち悪くなったりすることがあります。急激に脳に血流が集まると頭が痛くなり、脳に血流を奪われて他の内臓に配分される血流が少なくなると気持ち悪くなるのです。

そもそも負担が大きいわけですから、なるべく負担を少なくすることを考えましょう。

自己覚醒法で目覚めることができたら、まずは**枕を丸めるなどして少し高くしたり、ヘッドボードや壁に寄りかかったりして、頭を高くしてみましょう。**

それができたら、次は座ってみましょう。そのまま眠ってしまってもかまいません。座ったまま二度寝をした場合は、30分以上眠ることはほとんどありません。

徐々にぼーっとした頭がスッキリしてくるので、目覚めてから30分で起床することができたら、十分成功です

睡眠コアタイムを増やす

昼間の眠気を解消したいときは、睡眠の時間数だけでなく、「睡眠コアタイム」の時間数を増やしましょう。

1週間のうち、絶対に眠っている時間帯が睡眠コアタイムです。

普段、6時に起床して0時に就寝する生活で、週末に夜中の3時に眠って10時まで寝だめをした場合、睡眠コアタイムは3時から6時の3時間しかありません。

睡眠コアタイムが少なくなると、睡眠と覚醒の差が曖昧になります。昼間はぼーっとしていつでも眠れるようになり、夜にぐっすり眠れなくなるのです。

週末に寝だめをして長時間眠ったのに、平日の昼間は眠気がある。このときに、「私は

いくら長く眠っても眠いからロングスリーパーだ」と決めつけて、休日にさらに長時間睡眠をとると、平日の眠気はますますひどくなります。

そこで、単純に量的に睡眠を補おうとせず、睡眠コアタイムを少しでも増やすようにしてみましょう。

週末に2時30分に就寝できれば、睡眠コアタイムを30分増やすことができます。

このように少しずつでも睡眠コアタイムを増やしていくことができれば、週末に大幅に寝だめをするよりも、確実に昼間の眠気を減らすことができます。

自己覚醒法

就寝時に起床時間を言語化する

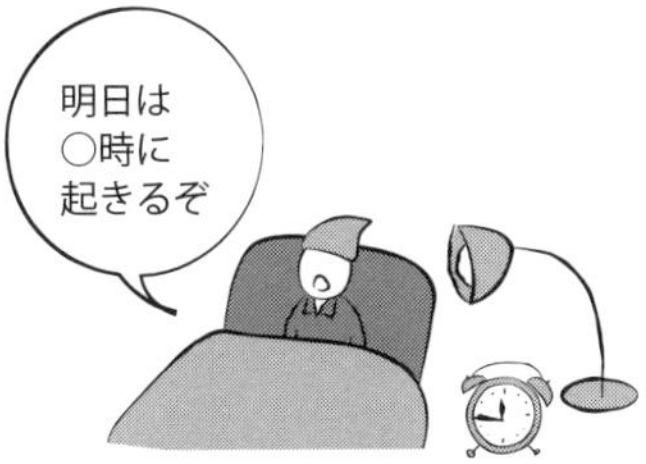

目覚ましのスヌーズ機能は保険に

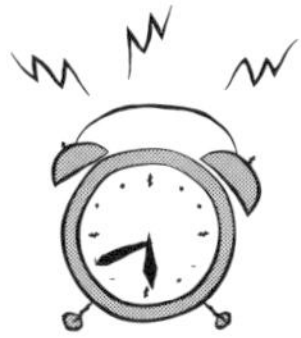

実際に起きた時間に目覚ましをかける

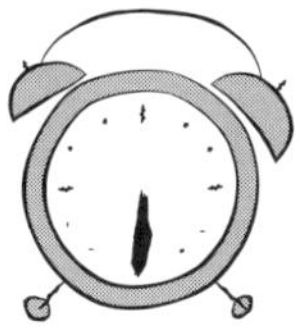

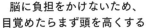

夜中に起きても時計を見ない

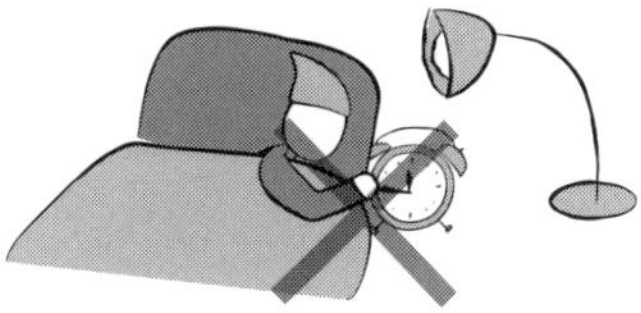

脳に負担をかけないため、目覚めたらまず頭を高くする

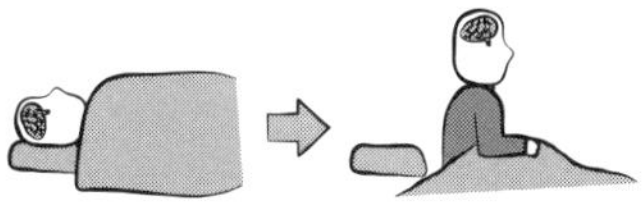

睡眠コアタイムを増やす

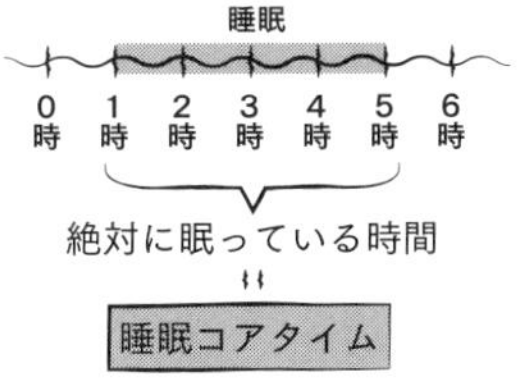

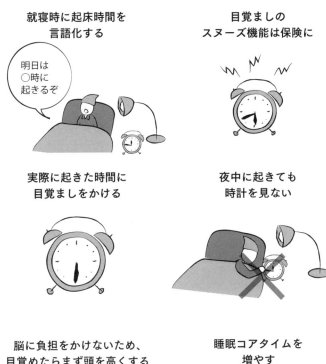

ぐっすり眠ってスッキリ起きるための
ちょっとしたヒント

ぐっすりと深く眠るために、筋肉量を増やしてみましょう。

これは、科学的な検証が行われた結果ではなく、睡眠外来の臨床的な傾向ですが、睡眠の質を高めるためにおすすめする運動があります。

生活習慣の指導では、主治医から「毎日ちゃんと眠るには運動が必要で、1日1万歩歩くように言われました」と話される人が多く、毎日の歩数を記録していることがあります。

ただ、歩数が多くなったらよく眠れるようになったかというと、そうでもない場合が多いです。

それに対し、**いままでやったことのある簡単な筋力トレーニングを夕方の時間帯にやってもらった場合は、眠る前に眠気を催すようになったり、寝つきが良くなることがあります。**

この違いは、運動の狙いにあります。筋肉は熱を産生する器官なので、深部体温を高めるには、ウォーキングやランニングといった心肺機能を高める運動より、直接筋肉量を増やすことが重要なのです。

実は、女性のほうが男性よりも睡眠のトラブルが生じやすいことが明らかになっていて、その理由は筋肉量が少ないことだと考えられています。

筋肉量が多いほど、熱を産生する能力が高く、効率よく熱を生み出すことができれば、放熱によって体温が下がりやすくなります。

夕方に散歩や買い物をする

つまり、**夕方にジムでマシントレーニングをすれば睡眠の質が上がる**ということになります。

ただ、夕方にジムに行くなんて無理、という人のほうが多いと思います。もちろん運動ができれば理想ではありますが、そこまでのことができなくても、夕方に体温を高める、という要素を満たすことができればよいのです。

まず、**休日の夕方には、眠らずにできるだけ体を動かす用事をつくってみましょう。散歩や買い物、立って行う家事など、体が動いている程度で十分です。**とにかく普段やっていることの中で、比較的体が動く用事を夕方に行ってみましょう。

もし週休2日ならば、平日にもう2日、夕方に動く用事をつくれば過半数が理想のリズムになります。夕方にはスタンディングテーブルを使ったり、一駅歩いてみたりするということでも十分です。

快眠のカギは就寝前の準備にあり

就寝前にひと工夫加えることで、さらに睡眠の質を高めることができます。

①足首を温める

眠り始めの深部体温を下げるために、足首を温めてみましょう。

就寝前に、足のくるぶしのあたりを触ってみてください。もし、足首が冷たかったら、そのまま眠ってもぐっすりと深い眠りが得られません。

足首には、脛骨動脈《けいこつどうみゃく》という太い血管が通っていて、ここが温められると、足の裏から汗をかいて放熱し、深部体温が下がります。

入浴後にレッグウォーマーを履いたり、シャワーの最後に10秒ずつ両足首にシャワーを当てて足首を温めたりして、就寝時の放熱を促しましょう。

②耳から上の頭を冷やす

就寝するときに、耳から上の位置に冷たいものを置いて、大脳を冷やすと深く眠りやすくなります。

考え事をしていて寝つきが悪いときは、大脳の温度が高いです。そのままベッドの中で眠れるまで粘っていれば、脳は、「ベッドは考え事をする場所だ」と学習してしまいます。

また、**スマホやテレビなど、画面を見ると、大脳の温度は上がってしまいます。**

大脳は、周りに筋肉や脂肪が少ないので、外から直接温度を下げることができます。

そこで、**冷凍したタオルや保冷剤を使って、耳から上の頭を冷やして眠ってみましょう。**

耳から上の大脳の温度を下げることができると、寝つきを良くすることができます。
実際にやってみると、耳から下の首のあたりがちょうど良さそうな感じがしますが、首のあたりは脳幹《のうかん》という呼吸中枢があるので、冷えると生命の危機状態だと判定し、大脳を覚醒させてしまいます。耳から上の位置を確認して試してみてください。

③首、仙骨を温める

ただ眠るだけでなく、より質の良い睡眠をとるために、就寝前に首か仙骨を温めて、副交感神経の活動をサポートしてみましょう。
副交感神経の集まる場所は、首と仙骨の2か所です。

朝起きたときに、目や口が乾いていたり、呼吸が浅いと感じたりすることがあったら、就寝前に首を温めてみましょう。唾液腺、涙腺、呼吸器などを管轄する副交感神経節が首の部分にあります。

熱いお湯でしぼったタオルやレンジでチンしたホットタオルで、頭と首の境目あたりを温めます。首が温まると、目や口が潤う感覚が得られます。

寒い季節になって、夜中にトイレに起きてしまうことがあったら、仙骨を温めてみましょう。仙骨は骨盤の真ん中あたり、腰の下、お尻の上あたりに位置している逆三角形の骨です。

この部分の副交感神経節では、泌尿器の活動を管轄しています。気温が下がると、体に熱を閉じ込めるために交感神経の活動が高まります。すると、腎臓交感神経の活動も高まるので、尿がつくられすぎてしまうのが夜中に起きるメカニズムです。

仙骨を温めることで腎臓交感神経の活動は低下するので、夜中に目覚めることを防ぐことができます。

睡眠中には、交感神経活動が低下するので、呼吸や心拍はゆっくりになり、血圧は低下するはずです。しかし、仕事で交感神経が高ぶったまま入眠すると、呼吸も心拍も速く、血圧も下がらないまま眠ります。すると、朝起きたときに疲れが残っていたり、頭や体が重いと感じるようになったりしてしまいます。

仕事で負担がかかった脳と体を、一晩でしっかり回復させるために、首か仙骨を温めてサポートしてあげましょう。

④ひざ下に冷温水をかける

朝スッキリ起きられるために、**入浴後のタイミングで、ひざから下に、水とお湯を交互に3回かけてみましょう。**冷たい水がかかると、血管は収縮して血圧が上がり、温かいお湯がかかると血管は弛緩して血圧が下がります。

これを繰り返すことで、状況に応じて適切に血流が高まるようにトレーニングをしてみましょう。

実は、中学生頃をピークに朝は起きられなくなる生理的な仕組みがあります。8歳から20歳代前半までは、性ホルモンが急激に増えますが、男性ホルモンも女性ホルモンも、朝起きるためのコルチゾールの働きを阻害します。

これによって朝起きにくくなるのですが、コルチゾールが担う血圧のコントロールが速やかに行われる体をつくっておくことで、ホルモンの変化による弊害を少なく済ませることができます。

若い人が朝起きられない、という場合は、朝でも夜でもやりやすいタイミングでよいので、ひざ下冷温水を試してみてください。

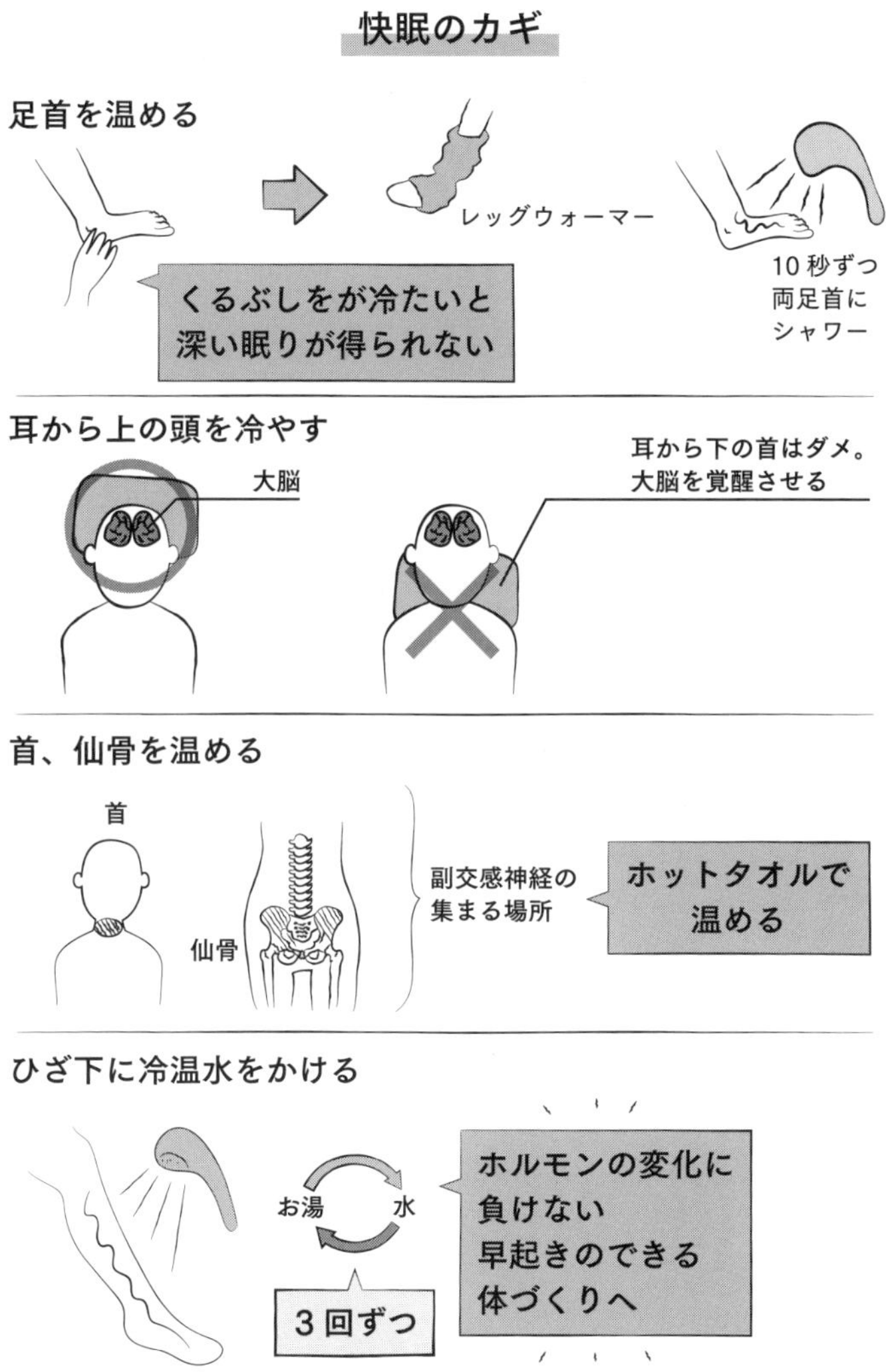
快眠のカギ
足首を温める
レッグウォーマー
くるぶしをが冷たいと
深い眠りが得られない
10 秒ずつ
両足首に
シャワー
耳から上の頭を冷やす
大脳
耳から下の首はダメ。
大脳を覚醒させる
首、仙骨を温める
首
仙骨
副交感神経の
集まる場所
ホットタオルで
温める
ひざ下に冷温水をかける
お湯
水
3 回ずつ
ホルモンの変化に
負けない
早起きのできる
体づくりへ

COLUMN

睡眠の質が高まれば、仕事の生産性は高まる

企業で行う「休み方マネジメント」の研修では、平日と休日の起床時間を揃えることを目指します。なぜなら、これが私たちの昼間の生産性に影響するからです。研修を受けてもらった2か月後に、研修をした当時に比べてどのように変化したのかを調査することがあります。

その一例としてNTTデータシステム技術株式会社での実証を紹介します。研修をした時点では、社員の方々の睡眠は、毎日大体同じ時間に就寝するけど、週末には寝だめをするというパターンが多く見られました。

これを、本書で紹介した方法で、平日も休日も起床時間を揃えたうえで、就寝時間にはこだわらず早寝できるときは数分でも早寝をするというパターンに変えてもらい、研修当時と2か月後で、睡眠と生産性の変化を評価しました。

乗車中や会話中の眠気が減少

研修前後の眠気の変化

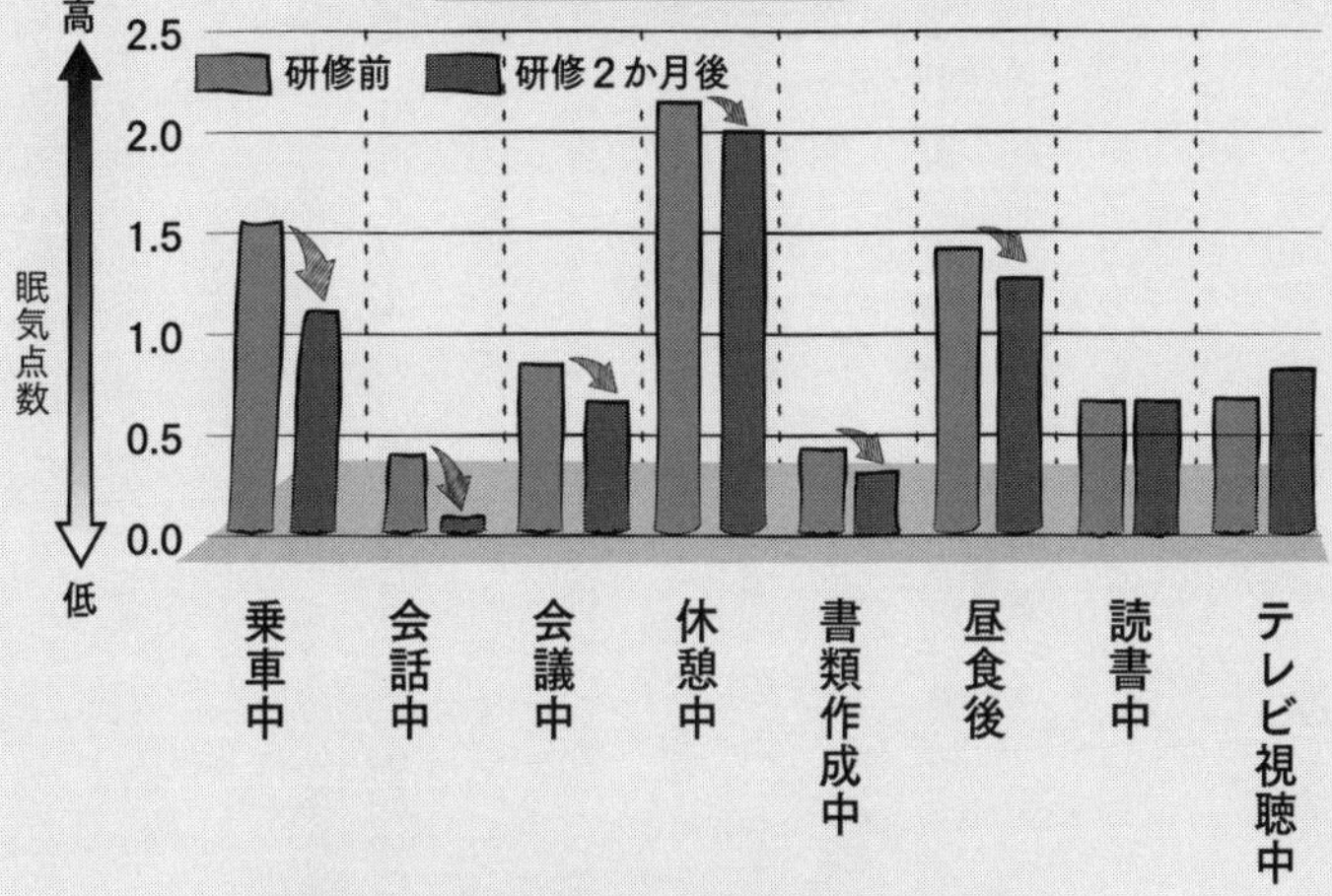

判断・集中能力や身体能力が向上

研修前後の生産性の変化

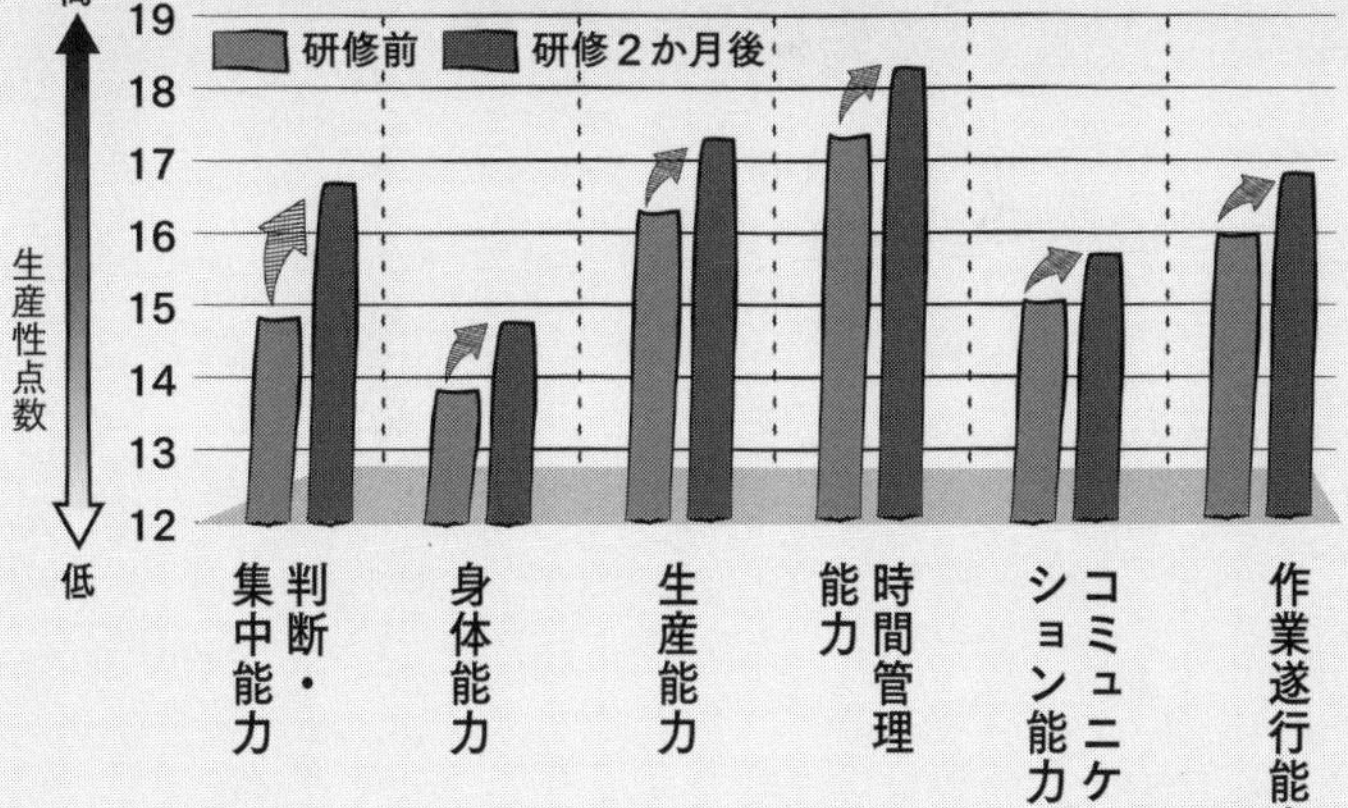

まず、睡眠改善の指標として、昼間の眠気の度合いをエップワース眠気尺度（昼間の眠気を評価するテスト）で測定しました。すると、研修当時に比べて2か月後では、車や電車の乗車中や会議中の眠気が減っていました。

もともと作業に集中しているときには眠気を感じる人は少なかったのですが、自分がその作業の当事者ではない場面に眠くなる人が多く見られました。この場面の眠気が減ったのは、通常の脳の覚醒レベルが高くなり、気合を入れて無理やり脳を目覚めさせなくても、しっかり目覚めていられるようになったことの表れだと考えられます。

生産性の評価として、「判断・集中能力」「身体能力」「生産能力」「時間管理能力」「コミュニケーション能力」「作業遂行能力」という6つの項目で、それぞれ5つずつの質問に対して、その出来栄えを5段階で自己評価してもらいました。すると、すべての項目で3～6％上昇が見られました。起床時間を揃えたことで、眠気を感じにくくなり、主観的な仕事の出来栄えが向上したのです。

同じ調査を複数の企業で行ってきましたが、たいてい同様の結果でした。これは、睡眠改善で生産性が上がる、というより、誤った睡眠のとり方によって下げられていた生産性が、本来の能力に見合ったレベルに戻った、と解釈できます。

第7章

働きながら休息できる習慣づくりのステップ

試した行動を継続して習慣化するために

働き方や休み方を変えてみたら、その行動を長く続けていけるように、脳の仕組みを使っていきましょう。

ここまで、日常の中で簡単に試していただける方法を紹介してきました。いくつか試してみたい、と思っていただけた方法があると思います。

実際に試すときには、1つずつ試してみましょう。

生活習慣や働き方を変えるときは、ガラッと変えていままでとは違う新しい自分になろう！という感情が湧きがちです。「やってみよう！」という感情はとてもポジティブですが、それが楽しかったとしても行動を変えるには認知コストがかかります。

一気に試して一気にやめてしまう。こんな結果にならないために、脳に与える課題は1

つずつにしてみましょう。

脳が一度に覚えられる容量は4つしかなく、退屈すぎても新しすぎてもやる気を失ってしまいます。**いままでの行動に3つの容量をとっておき、新しい行動を1つだけ足せば、安定した中にほどよいチャレンジをつくることができます。**

自ら選び、行動を起こす

やる気を持続するには、実行する行動を自分で選んで、自ら行動を起こすことが大切です。

脳のやる気は、内側前頭前野が司っています。この部位は、会社からの指示や人に勧められてやる気になる「外発的動機づけ」でも、自分からやろうとする「内発的動機づけ」でも同じように働きます。

しかし、その行動がうまくいかなかったときに両者に違いが出ます。

外発的動機づけの場合は、その行動がうまくできないと内側前頭前野の働きは低下し、やる気がなくなってしまいます。その行動をやめてしまい、当事者としては、「もともと自分がやりたいと思っていたわけじゃない」「言われた通りやったのに意味がなかった」などと感じます。

一方で、内発的動機づけの場合は、行動に失敗しても内側前頭前野の活動は低下しません。失敗すると、「うまくいかなかったな……。次はこうしてみよう」という感じで、臨み方を変えるので、行動をやめてしまうことはありません。

実行する動機のつくり方で、その行動をうまく自分に活かせるかどうかが決まるのです。これは、どんなことにでも当てはまります。本書で紹介した内容を実行するときはもちろん、今後何か新しいことを始めるときは、ぜひ、能動的な姿勢で臨んでみましょう。

メンタルプラクティスで脳に予習させる

私は、行動を変える提案をするときには、頭の中でその行動をしている自分を描く**「メンタルプラクティス」**をしていただきます。

たとえば、スポーツの映像を見ているとき、脳の活動を画像化すると、脳内ではそのスポーツで使う動作に必要な部位が活性化しています。脳にとっては、実際に体を動かしていなくても、実際の行動と同じ意味を持っています。**脳内だけで体を動かす。この働きを使って、実際に行動する前に、頭の中のイメージだけで行動の練習をすることを、メンタルプラクティスといいます。**

メンタルプラクティスは、一連の行動を時系列で描くとうまく活用することができます。

朝は目覚めたら窓から1m以内に入る。これを描くときは、ベッドで体を起こし、ベッドから出てどこを歩いて何をするかというように、頭の中で自分を行動させましょう。その行動の中で窓際に行きやすいタイミングを見つけたり、窓際でできそうなことを見つけられたら、その行動をしている自分をイメージします。

一連の流れが描ければ、実際に行動するときにはフィードフォワード（122頁参照）によってスムーズに行動できます。

勉強する場所を１か所に限定することや、次の動作に少し手をつけて区切ることなどは、メンタルプラクティスを使うと実行しやすいです。

確実に実行できることを選ぶ

日常に取り入れる行動は、確実にできそうなことを選びましょう。

行動を変えるときは、最もむずかしい場面でチャレンジしてしまいがちです。たとえば、退屈で眠い会議で眠らずに済むように計画仮眠を試す。すごく嫌な出来事があった夜に10秒呼吸を試す。これは、難易度が高すぎるので、試しても成功する確率が低いです。

働き方を変えるのは、それ自体が目的ではなく、変えたことによって何らかの心地よい体験ができることが目的です。

何の苦もなくできる場面を選んで試してみて、自分の脳に心地よい体験をさせると、そこで得た感覚のフィードバックによって、その行動が採用されます。取り入れたい行動が、脳にうまく採用されるように演出してみましょう。

休日に計画仮眠をやってみて頭がスッキリする感覚を得る。リラックスしている時間に

10秒呼吸をやってみて、呼吸がゆっくりになると気持ちが落ち着く感覚を得る。このように、**確実に効果が実感できる場面を狙って試しておき、いざというときに「使える技術リスト」に加えておきましょう。**

「よくできたとき」を分析する

新しい行動を試してうまくいったら、どの行動でうまくいったのかを振り返っておきましょう。

私たちは、調子が悪くなっていることにはすぐに気づきますが、調子が良くなっていることには気づきません。うまくいっているときには、とくに気にせず、うまくいかなくなってから対策を考える。この姿勢では、うまくいかなくなることはなくなりません。常に、うまくいかないことに対処し続けるようになってしまいます。

たとえば、朝イチにメールチェックをやめてみたら、その日は朝から自分のペースで仕事ができた。このときに「今日はなんかうまくいったな」という曖昧な感覚のまま過ぎてしまうと、ふと朝イチにメールをチェックした日をきっかけに、またその行動が標準になってしまいます。

うまくいったときほど、どうやってうまくできたのかを振り返っておきましょう。そして、不測の事態があっても、自分はその方法で仕事のペースを取り戻すことができるのだと、自覚しておきましょう。

プラトーになると元の行動に戻りやすい

新しい行動を始めると、最初は感じていた効果が、一定期間を過ぎると感じられなくなり、そのあたりで元の行動に戻ってしまうことがあります。

脳が新しい動きを学習するとき、その学習の仕方には特徴があります。時間の経過とパフォーマンスの関係を示したグラフは、**「学習曲線」**と呼ばれます。**学習曲線は、取り組み始めたときには、時間の経過とともにパフォーマンスが向上していきます。**

しかし、**途中で、パフォーマンスが変わらないと感じる「プラトー（plateau）」の時**

期が来ます。この時期には、行動の効果を実感しにくいので、まだ慣れない新しい行動を維持するモチベーションがなくなって、やめてしまうことが多いのです。

プラトーは誰にでも起こります。ただ、プラトーも一定期間でなくなり、またパフォーマンスは上がっていきます。ですから、プラトーの存在を知っていれば、この時期を越えて新しい行動を習得していくことができます。

プラトーでパフォーマンスが上がらないと感じるのは、脳が勝手につくり上げた感覚です。実際には、ほんのわずかでもパフォーマンスは向上し続けています。

プラトーの時期は、その行動に要する努力や注意が減り、エネルギーの消費量を減らすことができています。つまり、認知コストが下がっていくのがプラトーの時期なのです。

新しい行動を始めると、最初はパフォーマンスが上がるから面白く感じて、次第に効果を感じにくいプラトーの時期が来て認知コストが下がり、それを越えるとまたパフォーマンスが上がっていく。この学習曲線を頭に描けば、何を始めても、途中でやめずに続けていけるはずです。

目先の報酬ではなく1つ上の概念をつくる

働き方を変えようと思ったら、「それを実行したら何が手に入るか」という1つ上の概念で報酬を設定しましょう。

会社からは、目先の報酬が設定されることが多いと思います。健康増進の取り組みとして毎日1万歩達成したら特別休暇。自己啓発で研修に出るごとにポイント付与。このような目先の報酬は、脳の線条体という部位に働きかける方法です。

線条体は、習慣をつくるのに重要な役割を持つ大脳基底核の一部です。報酬を設定されると、その行動が強化されて、同じ行動を繰り返すようになります。

ただし、線条体による行動強化は、報酬が得られた時点から使えなくなります。**報酬が与えられると、線条体が反応しなくなるのです。**

これでは、働き方改革自体が目的になるので、仮に「働き方改革」という制度がなくなると、元の行動に戻ります。

行動を習慣化するプロセス

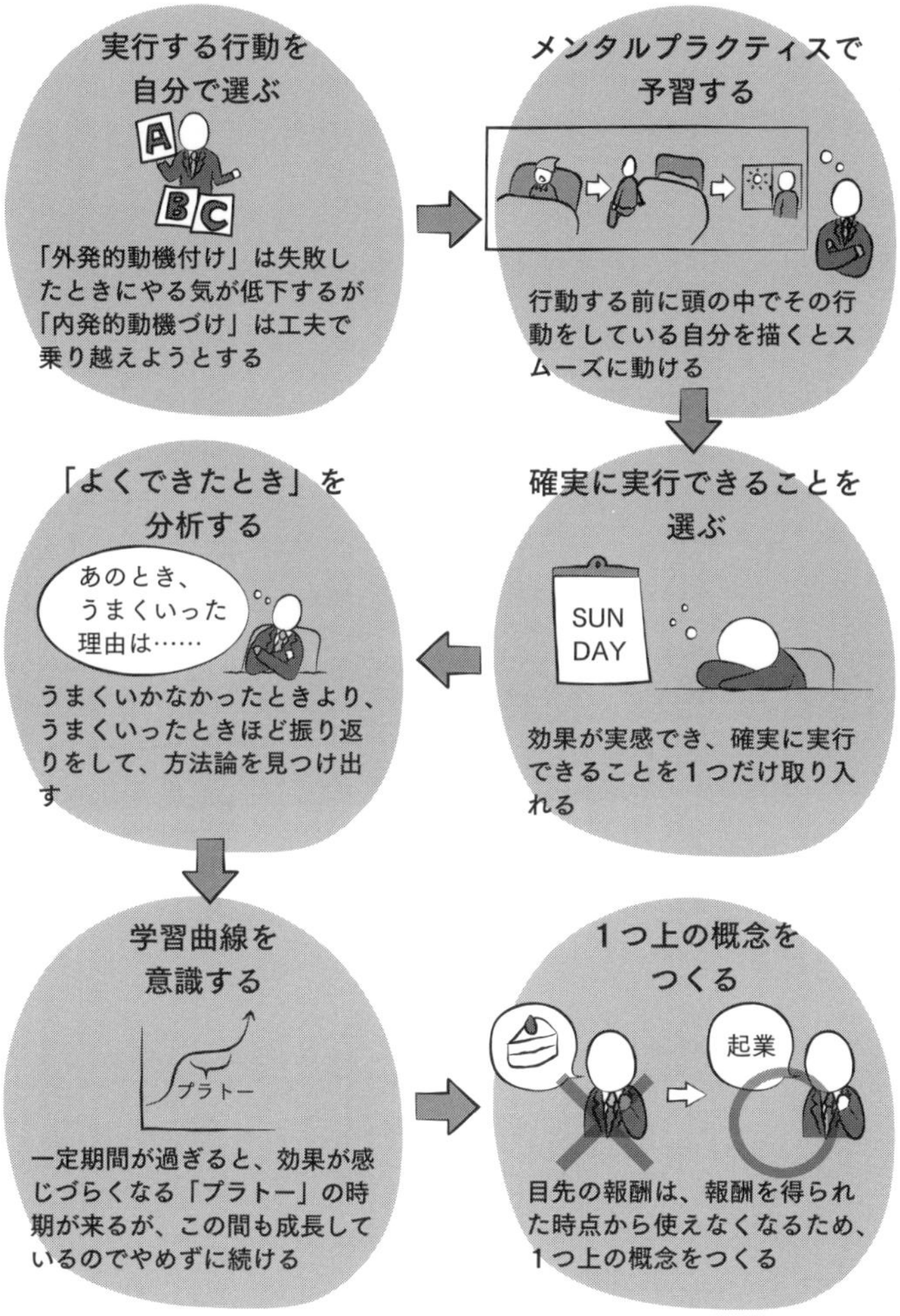

自分にとって良い行動を持続していくには、その行動に直接的な報酬をつけるのではなく、1つ上の概念で報酬をつくりましょう。

行動強化には、線条体以外にもう1つ関係する部位があります。それは、前頭前野外側部です。

線条体の働きでは、私たちはポイントを得るために研修に参加します。

それに対して、**前頭前野外側部の働きでは、「5年後に起業するときに役立つ」という感じで1つ上の概念をもって研修に臨みます。**

後者では、**報酬が得られても活動が維持されます。**実際に起業したとしても、「起業を通していままで届けられなかった人に商品を届ける」という感じで、また1つ上の概念で臨むことができます。

それだけではなく、「起業に役立つ」という報酬が設定されると、研修だけでなく、他の行動も起業に役立ちそうなことはなんでも報酬になっていくのです。

おわりに

働き方改革に関わらせていただき、議論が深まってくると、企業の担当者から同じような疑問を投げかけられることがあります。

それは「人間にとって働くとはどういうことなんでしょうか?」「健康の定義ってなんなのでしょうか?」という疑問です。

私たち作業療法士は、この疑問に対して次のような考えで臨んでいます。

「人が何かをやりたいと思ったとき、その活動を自分が思い通りにできれば健康だ」という定義です。

他人が決めたことではなく、自分が思い通りにできるかどうか。たとえ手が動かなくても、自分が思い通りに動けていれば健康ですし、手足が自由に動いても思い通りに動けていなければ健康ではないと考えます。

そして、**思い通りに生きるために用いるのが、生理現象であり日常の作業であり、働くことです。**

それら作業に対して、もうちょっと良くできれば……と思ったら、それを引き上げるために、人間の本来持っている機能を活用します。これを専門に扱うのが作業療法士です。

働くことで健康になる。

人間の基本的な仕組みに立ち返ってこれを実現していくために、これからも活動していきます。

皆さんのさらなる活躍に、本書をお役立ていただけたら、これほどうれしいことはありません。

作業療法士　菅原洋平

参考文献

- Cornelissen G, et al.: Beyond circadian chronorisk : worldwide circaseptan-circasemiseptan patterns of myocardial infarctions, other vascular events, and emergencies. Chronobiologia 1993; 20: 87-115

- Altarejos JY, et al.: CREB and the CRTC co-activators: sensors for hormonal and metabolic signals. Nat Rev Mol Cell Biol, 12 : 141-151. 2011

- Wan X, et al.: The neural basis of intuitive best next-move generation in board game experts. Science, 331 : 341-346. 2011

- Killingsworth M A, et al.: A wandering mind is an unhappy mind. Science, 330 (6006),932,2010

- Sakaki M, et al.: Effects of the brief viewing of emotional stimuli on understanding of insight solutions. Cognitive, Affective & Behavioral Neuroscience, 11, 526-540.2011

- Y.Watanabe, et al.: Prevention and/or Recovery Effects by Green Odor(s) on Fatigue and Green-odor-responsible Brain Regions as Revealed by PET : Chem. Senses, 30, i268-i269. 2005

- Benedetto,S., et al.:E-readers and visual fatigue. PLoS ONE, 8(12) 2013

- Nakano T, et al.: Blink-related momentary activation of the default mode network while viewing videos. Proc Natl Acad Sci USA, 110 : 702-706. 2013

- 柴田博仁　他:文書の移動・配置における紙の効果:複数文書を用いた相互参照の読みにおける紙と電子メディアの比較:ヒューマンインタフェース学会誌文誌, 12(3);301-311,2010

- Mueller, A, et al.:The pen is mightier than the keyboard:Advantages of longhand over laptop note taking. Psychological Science, 25(6); 1159-1168. 2014.

- Takahashi, H, et al.:(2009)When your gain is my pain and your pain is my gain : neural correlates of envy and schadenfreude. Science, 323(5916), 937-939.

- Kaufman, G, et al.:High-low split:Divergent cognitive construal levels triggered by digital and non-digital platforms. In Proceedings of the 2016 CHI Conference on Human Factors in Computing Systems, 2773-2777. New York:ACM

菅原洋平（すがわら・ようへい）

作業療法士。ユークロニア株式会社代表。

1978年、青森県生まれ。国際医療福祉大学卒業後、作業療法士免許取得。民間病院精神科勤務後、国立病院機構にて脳のリハビリテーションに従事。その後、脳の機能を活かした人材開発を行うビジネスプランをもとに、ユークロニア株式会社を設立。現在、ベスリクリニック（東京都千代田区）で外来を担当するかたわら、企業研修を全国で展開し、その活動はテレビや雑誌でも注目を集める。

著書に13万部突破『あなたの人生を変える睡眠の法則』（自由国民社）、12万部突破『すぐやる！「行動力」を高める“科学的な”方法』（文響社）など多数。

「疲れない」が毎日続く！休み方マネジメント

2019年12月20日　初版印刷
2019年12月30日　初版発行

著　者	菅原洋平
発行者	小野寺優
発行所	株式会社河出書房新社 〒151-0051 東京都渋谷区千駄ヶ谷2-32-2 電話03-3404-1201（営業） 03-3404-8611（編集） http://www.kawade.co.jp/
ブックデザイン	西垂水敦・市川さつき（krran）
本文イラスト	吉村堂（アスラン編集スタジオ）
組　版	一企画
印刷・製本	株式会社暁印刷

Printed in Japan
ISBN978-4-309-24942-1